正しい知識を身につけ
自分に合った治療法を見つける

てんかんが怖くなくなる本

てんかん病院ベーテル 院長
大槻 泰介

てんかんを
理解できる!
発作をコントロール
できる!

法研

はじめに

自分や家族、身近な人がてんかんと診断されたこと、あるいは「てんかんかもしれない」といわれたことを、冷静に受け止めるのはたやすいものではないでしょう。どんな病気でも、かかってうれしいなどということはないでしょうが、とりわけてんかんは、マイナスのイメージをもたれやすい病気の一つといえそうです。

てんかんとはどんな病気であるのか、多くの人はよくわかっていません。身近にてんかんの患者さんがいない人はもちろん、診断されたばかりの当人や、発作を目の当たりにしたことのある人でさえ、「突然、意識を失って倒れ、けいれんを起こす病気」などといった理解がせいぜいでしょう。たしかに、てんかんの発作として、こうした症状が起きることはあります。一方で、意識ははっきりしたままの発作もありますし、けいれんとはまったく違う症状を示すこともあります。

同じ「てんかん」であっても、症状はいろいろです。また、似たような症状でも原因が同じとはかぎりません。症状や原因に応じて適切な治療法は違ってきますし、発症した年齢や、発作の起こりやすさなどにより、生活への影響も異なります。こうした簡潔に説明しにくい「むずかしさ」が、「よくわからないけど、なんとなく怖い」という、てんかんに対するマイナスのイメージを強めてしまっているのかもしれません。

てんかんは全体をみれば、一筋縄ではとらえられない複雑さをはらんだむずかしい病気であることはたしかです。けれど、患者さん一人ひとりの立場からみれば、てんかんとのつきあい方は、それほど複雑なものではありません。正しい診断を受け、自分の生き方に添った適切な治療を受けること。それができれば、「てんかんがあること」で生じる問題の多くは解決できます。むやみに「てんかんであること」を恐れずにすむでしょう。

本書を手にとられた方のなかには、「自分のてんかん」について、もっと学びたいという人もいらっしゃるでしょう。子どもの頃に発症する一部のものを除き、てんかんの多くは適切な治療を受けていても、「治った」と判断しにくいものです。だからこそ、生活面での悩み、疑問も出てきやすいという面があります。悩みや疑問を解消するための正解は一つとはかぎりません。けれど、患者さん自身がてんかんについてよく学ぶこと、とくに「自分のてんかん」に当てはまること、当てはまらないことをしっかり見極められるだけの知識をもつことで、よりよい選択は可能になるはずです。

それでは、しばしおつきあいを。てんかんについて、しっかり学んでいきましょう。

「てんかん」はじめて物語 前編

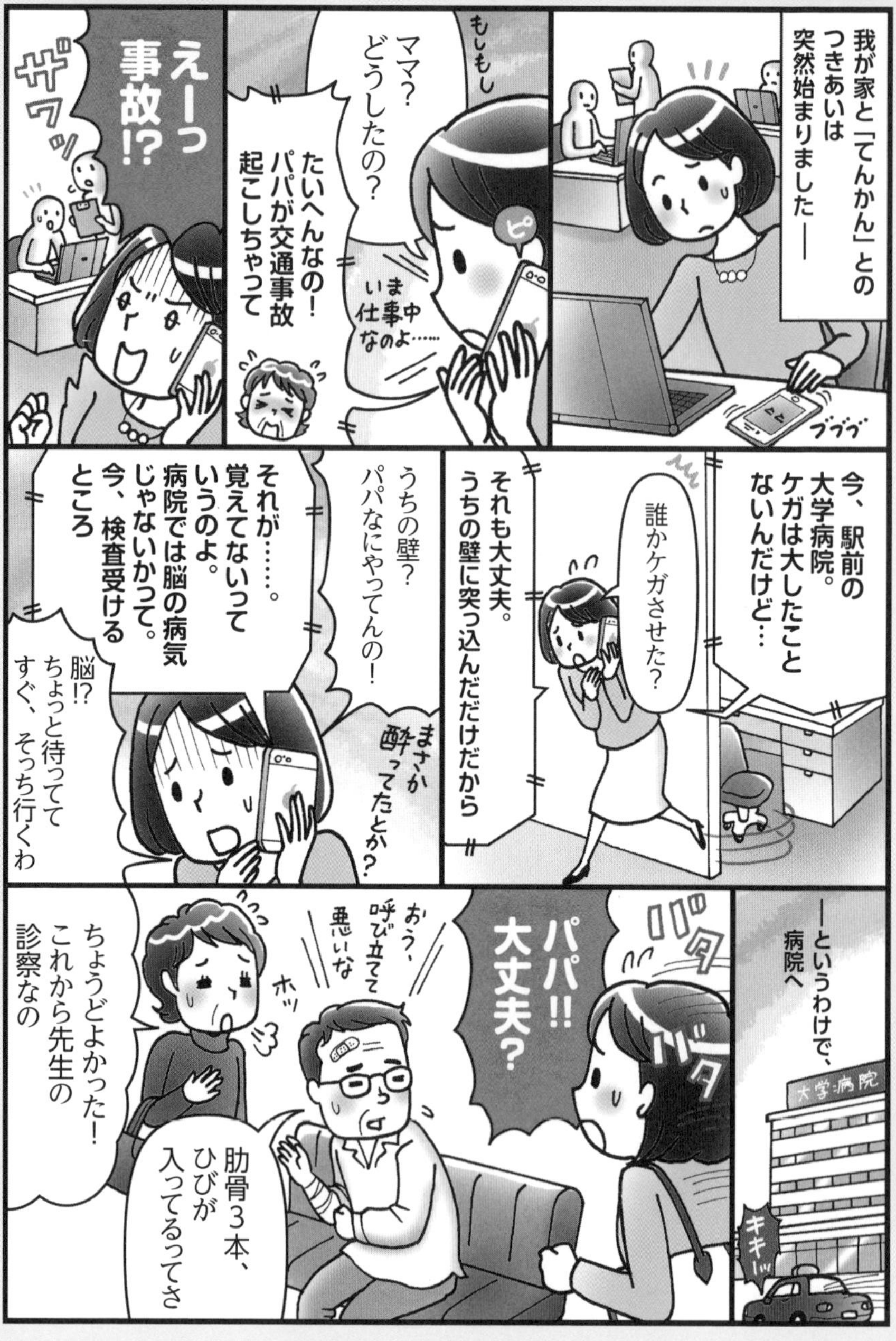
我が家と「てんかん」とのつきあいは突然始まりました――
ブブブ
ピ
もしもし
ママ？どうしたの？
いま仕事中なのよ……
たいへんなの！パパが交通事故起こしちゃって
えーっ事故!?
ザワッ
今、駅前の大学病院。ケガは大したことないんだけど…
誰かケガさせた？
それも大丈夫。うちの壁に突っ込んだだけだから
うちの壁？パパなにやってんの！
まさか酔ってたとか？
それが……。覚えてないっていうのよ。病院では脳の病気じゃないかって。今、検査受けるところ
脳!? ちょっと待ってて すぐ、そっち行くわ
――というわけで、病院へ
大学病院
キキーッ
バタ
バタ
パパ!! 大丈夫？
おう、呼び立てて悪いな
ホッ
ちょうどよかった！これから先生の診察なの
肋骨3本、ひびが入ってるってさ

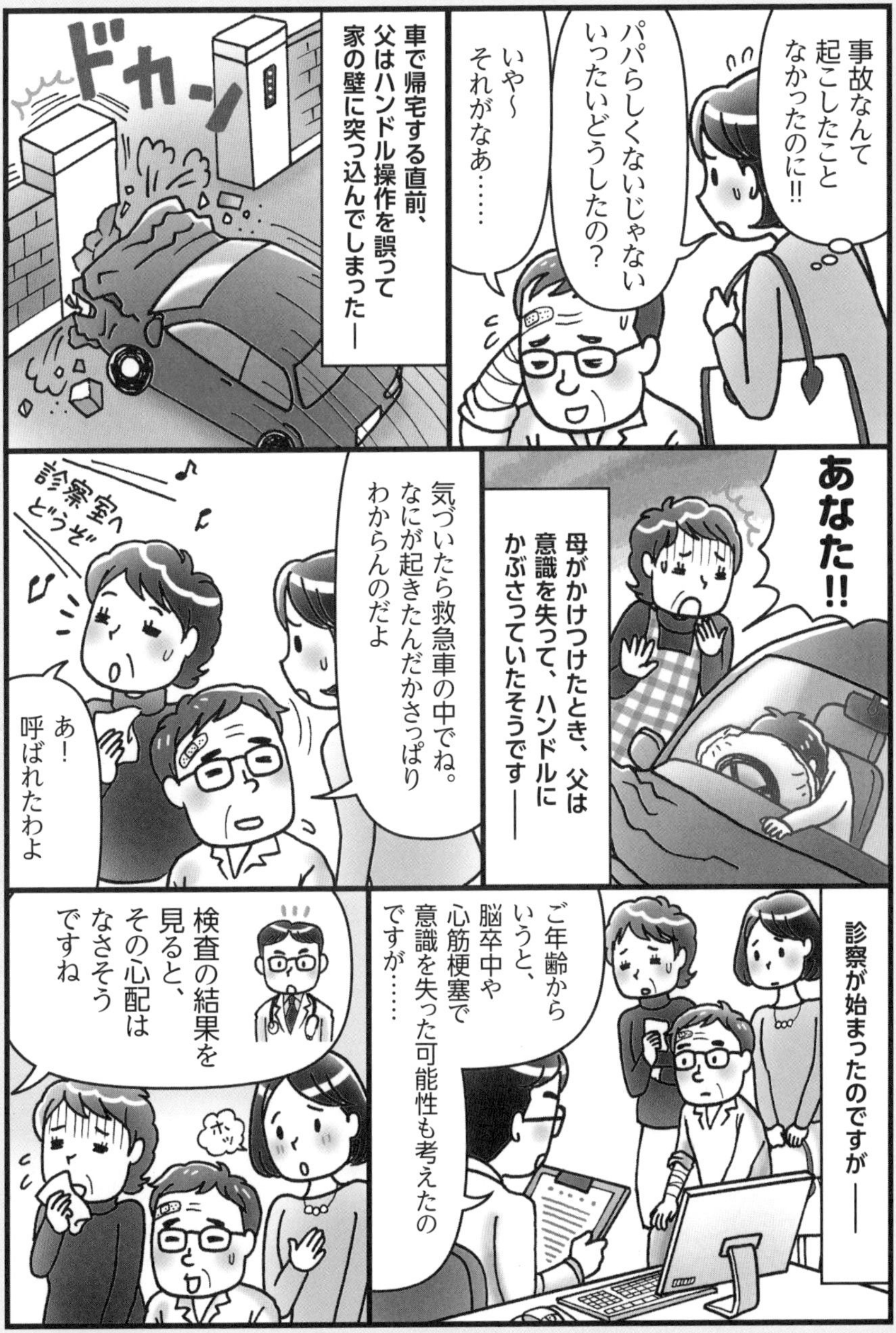
事故なんて起こしたことなかったのに!!
パパらしくないじゃないいったいどうしたの?
いや〜それがなあ……
車で帰宅する直前、父はハンドル操作を誤って家の壁に突っ込んでしまった—
ドカーン
あなた!!
母がかけつけたとき、父は意識を失って、ハンドルにかぶさっていたそうです——
気づいたら救急車の中でね。なにが起きたんだかさっぱりわからんのだよ
診察室へどうぞ
あ!呼ばれたわよ
診察が始まったのですが——
ご年齢からいうと、脳卒中や心筋梗塞で意識を失った可能性も考えたのですが……
検査の結果を見ると、その心配はなさそうですね
ホッ

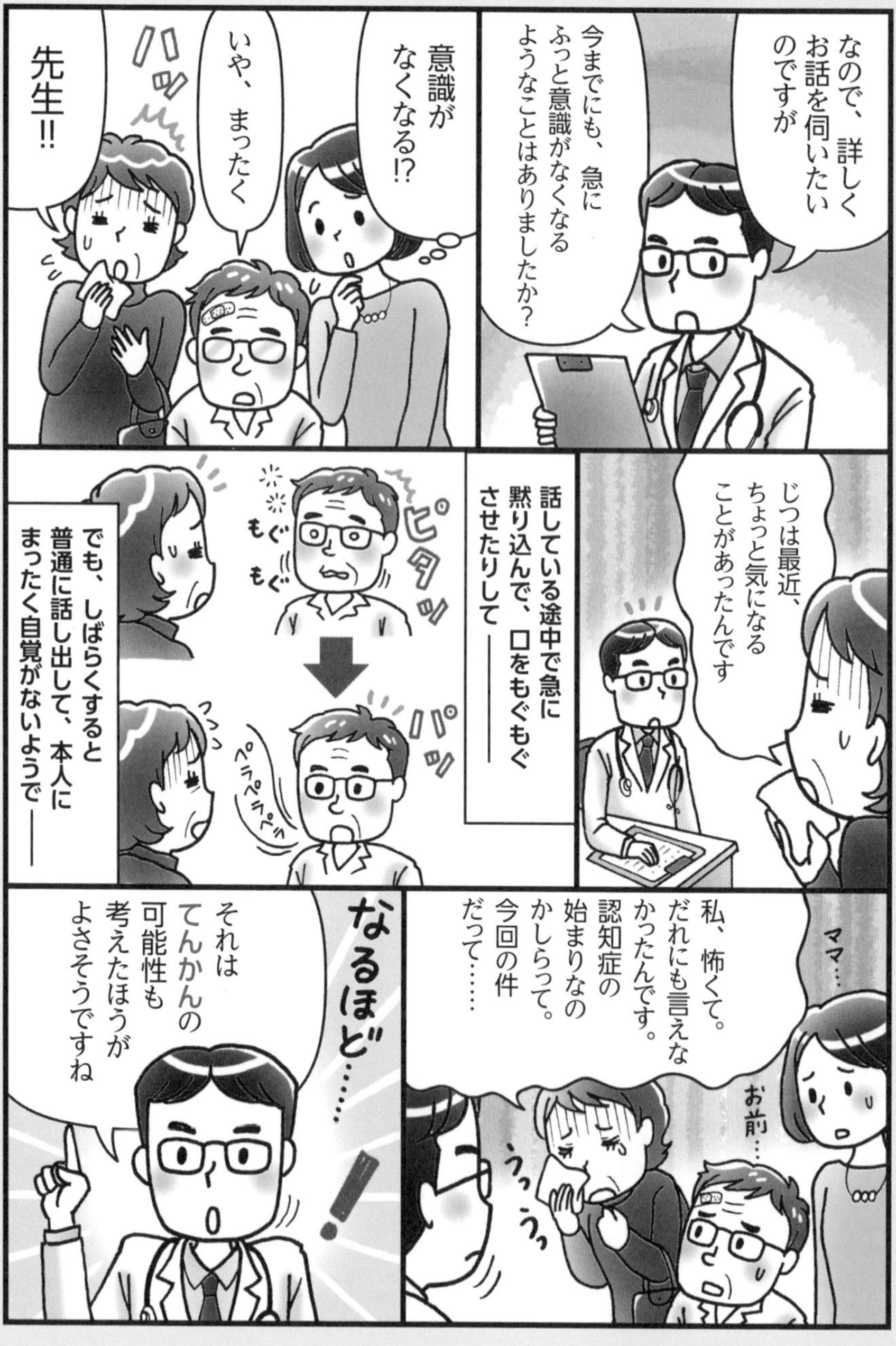
なので、詳しくお話を伺いたいのですが
今までにも、急にふっと意識がなくなるようなことはありましたか?
意識がなくなる!?
いや、まったく
ハッ
先生!!
じつは最近、ちょっと気になることがあったんです
話している途中で急に黙り込んで、口をもぐもぐさせたりして――
ピタッ
もぐ もぐ
パッ
ペラペラペラ
でも、しばらくすると普通に話し出して、本人にまったく自覚がないようで――
ママ……
私、怖くて。だれにも言えなかったんです。認知症の始まりなのかしらって。今回の件だって……
お前……
うっうっ
なるほど……!
それはてんかんの可能性も考えたほうがよさそうですね

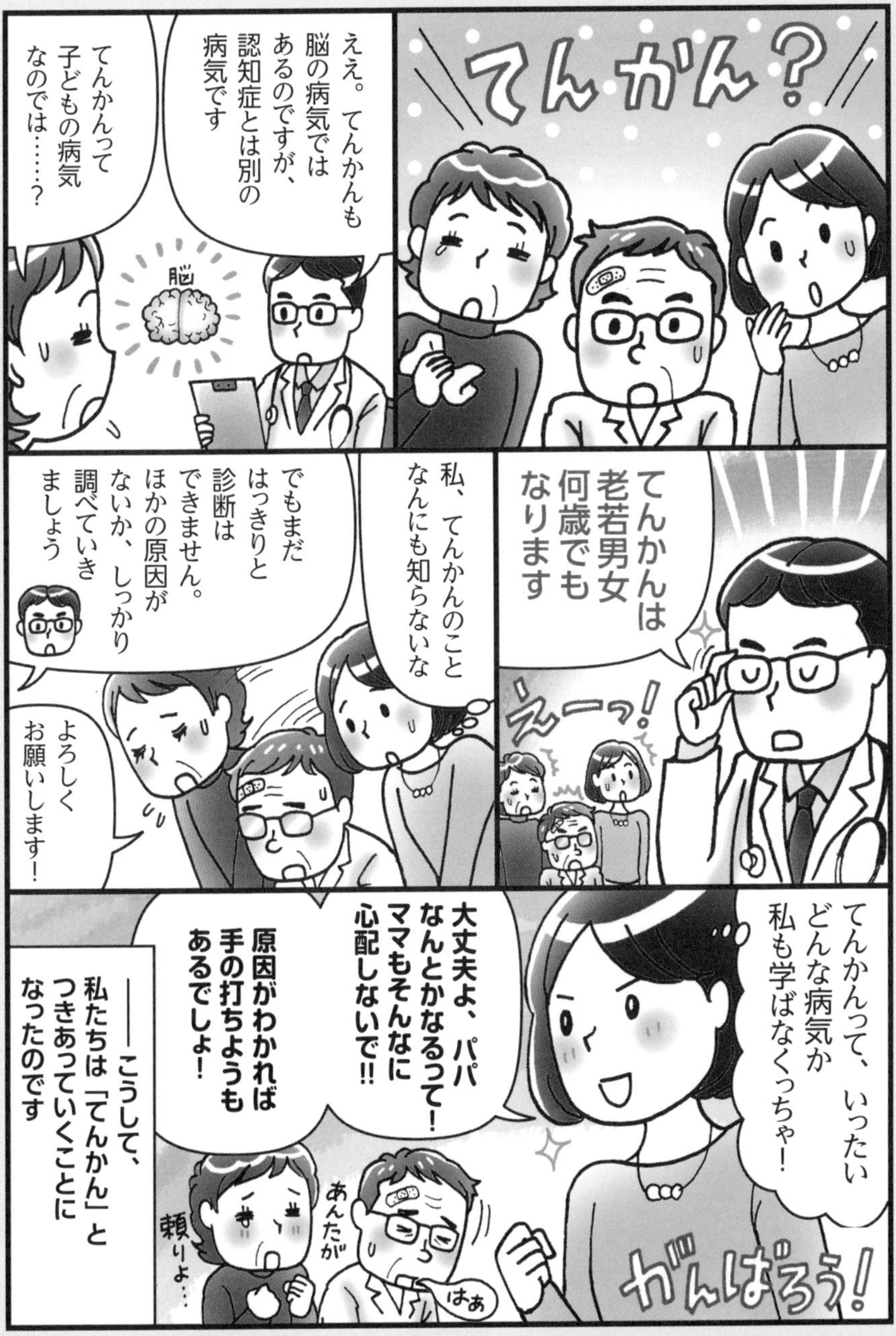
てんかん？
ええ。てんかんも脳の病気ではあるのですが、認知症とは別の病気です
脳
てんかんって子どもの病気なのでは……？
てんかんは老若男女何歳でもなります
えーっ！
私、てんかんのことなんにも知らないな
でもまだはっきりと診断はできません。ほかの原因がないか、しっかり調べていきましょう
よろしくお願いします！
てんかんって、いったいどんな病気か私も学ばなくっちゃ！
がんばろう！
大丈夫よ、パパなんとかなるって！ママもそんなに心配しないで!!
原因がわかれば手の打ちようもあるでしょ！
あんたが
頼りよ…
はぁ
――こうして、私たちは「てんかん」とつきあっていくことになったのです

後編に続く（→102ページ）

てんかんが怖くなくなる本

目次

【編集協力】 オフィス201
【装丁・本文デザイン・DTP】 株式会社イオック
【イラストレーション】 岡澤 香寿美
コミックスパイラる

第1章

てんかんとはなにか

てんかんの定義

「てんかんかもしれない」と気づくのは、意識を失ったまま全身のけいれんを起こすような大きな発作がきっかけになることが多いものです。本人はともかく、まわりの人がビックリして病院に担ぎ込んだり、受診を勧めたりするからです。

一方で、意識が薄らいでぼーっとするような発作がたまに起きる程度であると、本人はもちろん、まわりの人も「病気のせい」とは思わず見過ごしていることが少なくありません。とくに問題なく日常生活を過ごしていた人が、事故などをきっかけに、初めててんかんとわかったなどということもあります。

てんかんといっても、その症状はさまざまな現れ方をするのに、なぜ同じ「てんかん」という病名でまとめられるのか、不思議に思う人もいるでしょう。いったい、てんかんとはどのような病気なのでしょうか？

てんかん発作をくり返す慢性の脳疾患

各国の専門家が集まって、「こういう状態を『てんかん』ということにしよう」と決めた取り決めとして、ＷＨＯ（世界保健機関）が定めたてんかんの定義があります。ちょっとむずかしいのですが、そのまま引用してみましょう。

「種々の成因によってもたらされる慢性の脳の疾患であって、大脳ニューロンの過剰な発射から由来する反復性の発作（てんかん発作）を主徴《しゅちょう》とし、それに変異に富んだ臨床ならびに検査所見表出が伴う」（『てんかん事典』１９７４年による）

　専門用語が多く難解な印象がありますが、簡単にいえばポイントは三つです。

❶原因はさまざまだが、慢性の脳疾患である

　てんかんといえるのは、脳に症状の原因となる病変がある場合はもちろん、はっきりとした病変が認められなくても、脳そのものになんらかの慢性的な異常があると考えられる場合に限る、というのが第一のポイントです。

　風邪で高熱が出たときなどにひきつけを起こし、体がガクガクとふるえることがあります。これは「熱性《ねっせい》けいれん」といい、低年齢の子どもにはしばしばみられる症状です。全身のけいれんは起きても、高熱という非常事態にだけ起こる一時的な症状であるかぎり、てんかんとは別のものとされています。ただし、もともとてんかんがあり、高熱をきっかけに発作が起きやすくなることもあります。熱性けいれんについては、のちほど改めてお話ししましょう（→89ページ）。

❷てんかん発作のくり返しがある

ＷＨＯの定義にある「主徴」とは、主な症状という意味です。つまり、てんかんの症状は、てんかん発作のくり返しであると定義されているわけです。となると、「てんかん発作とはなにか」ということが問題になってきますね。ここもたいへん重要なところなのであとで詳しく説明しますが、ここでは「脳の異常放電が原因で、くり返し起こる症状である」とだけ理解しておいてください。

この第二のポイントからわかるのは、似たような症状でも脳の異常放電が原因ではない場合は、てんかんではなく別の病気である、ということです。また、たとえ異常放電が原因であっても、生涯にただ一度だけしか発作が起きなければ、てんかんとは診断しにくいということでもあります。再び発作が起きるのか、それとも二度とくり返さないのか、初めにてんかん発作を起こした時点で判断するのは容易ではありません。つまり、てんかんかどうか診断できるまでには、時間がかかることも少なくないわけです。

第一、第二のポイントをまとめると、「てんかんとは、てんかん発作をくり返す慢性の脳疾患」とされていることがわかります。ただし、ＷＨＯの定義はさらに「変異に富んだ臨床ならびに検査所見表出が伴う」と、第三のポイントも挙げています。噛み砕いていえば、次のように言い換えられます。

❸てんかん発作以外にもなんらかの問題が生じたり、検査で異常がみつかったりもする

　脳になんらかの異常があり、てんかん発作をくり返すなかで、発作がないときにも脳の働きに問題がみられるようになったり、発作の抑制が不十分なために自動車の運転免許が取れないなどといった社会的な問題が生じたりすることがあります。「てんかんである」ということ自体が、強い心の負担になってしまったりすることもあります。こうした問題もてんかんという病気の一側面であることを、第三のポイントで示しているわけです。

　また、てんかんは、なにか一つの検査結果で診断できる病気ではありません。けれど、診断の裏づけとして、また異常のありかを探るうえで、各種の検査は大いに役立ちます。さまざまな検査の結果も、てんかんかどうかを決める要素の一つです。

同じ「てんかん」でも千差万別

　てんかんとされる病気の共通項は、右に示したように三つのポイントとしてまとめられますが、実際には、同じ病気とは思えないほど、患者さんの状態は千差万別です。赤ちゃんの頃からてんかん発作をくり返している人もいれば、高齢になってから急にてんかん発作が起きるようになったという人もいます。子どもの頃、しばしば発作を起こしていても、大人になれば止まるだろうと予測される人もいます。

こうした違いがなぜ生まれるのかといえば、てんかん発作が起きる原因が異なり、てんかん発作の起き方も異なるからです。「てんかん」としての共通点と、「自分（あるいは家族や身近な人）のてんかん」に当てはまること、当てはまらないことを理解しておくことが、てんかんとつきあっていくうえでは非常に大切です。その点を心に留めておいていただいたうえで、まずはてんかんの最大の特徴である「てんかん発作」について、詳しく学んでいくことにしましょう。

てんかん発作とは

WHOの定義では、てんかん発作は「大脳ニューロンの過剰な発射から由来する」とされています。いったい、なにを意味しているのでしょうか？　てんかんは「脳の病気」であるわけですから、脳内でなにが起きているのかを知っておく必要があります。

脳には微弱な電流が走っている

脳は、臓器のなかでもなにやら特別な存在と考えられています。心身の働きを司る最高司令官として働き続けているわけですから、それも当然といえば当然です。

脳はいくつかのパーツに分けられ、それぞれの領域で役割を分担しあっています。なかでも脳の表面を覆う大脳は、ほかの動物にくらべ、ヒトの脳でもっとも発達しているところで、複雑な思考など人間ならではの行為に深くかかわっています。

たとえば本を読むという行為は、大脳が発達した人間だからこそできることです。目から入った視覚情報を記憶と照らし合わせながら文字としてとらえ、意味のある文章として理解する――それはつまり、脳の視覚情報をとらえる領域や記憶を司る領域、思考に深くかかわる領域がそれぞれ素早く連携しあい、情報を伝えあっているからにほかなりません。

脳内で情報を伝達しあうために働いているのがニューロン、すなわち神経細胞です。神経細胞は、ほかの細胞とはだいぶ異なる形状をしています。核《かく》のある細胞体からは、樹状《じゅじょう》突起《とっき》という短い枝のようないくつもの突起と、軸索《じくさく》という長いコードのような突起が伸びています。

軸索の先端にはシナプスという部位があり、他の神経細胞の樹状突起と連結しています。シナプスでは電気信号に応じて放出される神経伝達物質というものを、別の神経細胞が受け取ることでスイッチが入り、電気信号が伝わっていくしくみになっています。こうした電気信号の流れは、微弱な電流としてとらえることができます。

なお、現在使われているてんかんの治療薬（抗てんかん薬）は、主にこのシナプスというさまざまな神経伝達物質が受け渡しされる部分で、過剰な電気発射が発生しないよう活動を抑えることで、発作が起きるのを抑えています。

脳は非常に多くの神経細胞が集まってできた器官で、大脳には数百億個もの神経細胞が存在するといわれています。脳内にはりめぐらされた神経細胞のネットワークは、電気信号によって結ばれ、ある領域でとらえた情報を別の領域へ橋渡ししています。脳の活動は高まるときもあれば静まるときもありますが、生きているかぎり脳全体が完全に活動を停止することはありません。脳内のどこかでつねに微弱な電流が走っています。

てんかん発作は脳内の異常放電の表れ

神経細胞どうしが電気信号で結ばれ、適切な情報をやりとりしているかぎり、脳はきちんと働いてくれます。ところが、なんらかの原因で過剰な電気信号が発せられ、脳の働きが混乱してしまうことがあります。

するとどうなるでしょう? 電気製品にたとえて考えてみましょう。ふとしたはずみでなにかのスイッチが入ってしまい、急に電気製品が動き始めてあわてたことはありませんか? 同じように、脳のどこかに不要なスイッチが入ると、体の一部がピクピク動くとか光がチカチカ見えるなどといった症状が起きてきます。これこそが「てんかん発作」です。

大脳の領域と主な役割

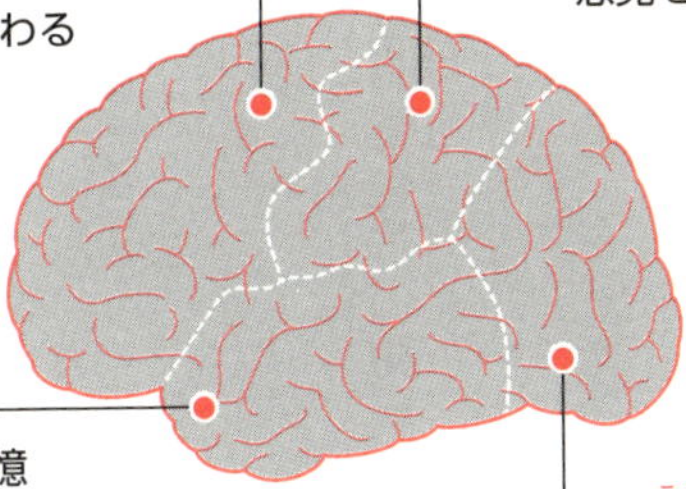

前頭葉《ぜんとうよう》
運動や言語の中《ちゅう》枢《すう》。思考・推理などにもかかわる
頭頂葉《とうちょうよう》
感覚を司る領域
側頭葉《そくとうよう》
聴覚のほか、記憶や情《じょう》動《どう》にもかかわっている
後頭葉《こうとうよう》
視覚を司る領域

神経細胞（ニューロン）

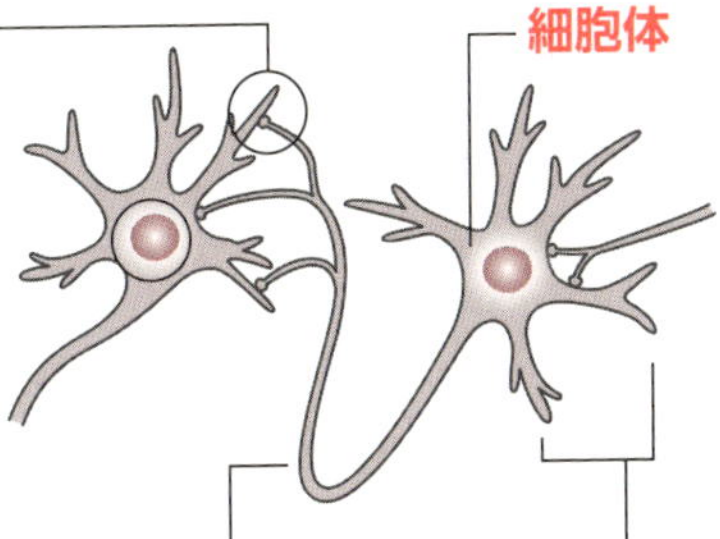

シナプス
ある神経細胞が放出する神経伝達物質を、別の神経細胞が受け取ることでスイッチが入り、電気信号が伝わっていく
細胞体
軸索《じくさく》
樹状突起《じゅじょうとっき》
神経線維《しんけいせんい》

過剰な電気信号がどこから始まり、どの範囲に流れたかによって症状は変わってきます。

また一度にたくさんの電気製品を使って過剰な電流が流れると、ブレーカーが落ちて電気が遮断されることがありますね。同じように、脳のある部位に強い異常放電が起きると周辺の脳の働きにブレーキがかかります。そのため、さっきまでふつうに活動していた人が急にぼーっと意識を失ってしまったりするのです。

このように脳の神経細胞のネットワークのどこかに異常放電が起こり、過剰な電気信号が脳のさまざまなところをかけめぐった結果の表れとして、発作症状が起きてくるのです。

異常放電の起き方で発作の現れ方は変わる

異常放電の起き方は、大きく二つに分けられます。初めから脳全体に異常放電が起きる場合と、特定の領域から始まる場合の二つです。前者を「全般発作《ぜんぱんほっさ》」、後者を「部分発作《ぶぶんほっさ》」といいます。部分発作は、ある一点から始まる発作という意味で「焦点性発作《しょうてんせいほっさ》」と呼ぶこともあります。

一部の患者さんを除き、全般発作を起こす患者さんの発作はいつでも全般発作であり、部分発作を起こす患者さんの発作はいつでも部分発作です。初めから脳全体に過剰な電流が流れる全般発作では、突然倒れて全身をガクガクけいれんさせたり、突然意識を失ったりといったことが起こります。特定の領域から始まる部分発作では、異常放電が始まる領域が担っている脳の働きに乱れが生じます。感覚に異変が生じたり、勝手に体が動き始めたりと、さまざまな現れ方をします。

もっとも、特定の領域から発せられた過剰な電気信号が次々に広がり、結果的には脳全体が異常放電に巻き込まれていくことはあります。そうなると、意識が薄らいだり、全身のけいれんが起きたりして、全般発作との見分けがむずかしくなってしまいます。けれど、ある患者さんのてんかん発作が、全般発作なのか、それとも部分発作なのかは、診断や治療方針にかかわる大切なことなので、しっかり見分けなければなりません。

発作のタイプの見分け方については、第2章で詳しく解説します。発作が起きたときには、まわりの人がその様子をよく見ておくことが重要です。

てんかんの原因はなにか

てんかん発作として現れる脳の異常放電がなぜ起きるのかは、人によって異なります。まさに「種々の要因による」わけですが、大きく分ければ二つのタイプがあります。脳に存在する病変が原因となるタイプと、脳の過敏性の高さ、つまり脳が電気信号に過敏に反応しやすい性質をもつことが原因と考えられるタイプです。前者を「症候性《しょうこうせい》てんかん」、後者を「特発性《とくはつせい》てんかん」と呼びます。この分け方もまた重要ですので、それぞれの特徴、違いをしっかり把握しておきましょう。

症候性てんかん――脳の病変が原因で起こるタイプ

てんかんの原因となる脳の病変には、さまざまなものがあります。脳血管障害や外傷、脳炎、脳腫瘍、認知症など後天的な原因でなることもあれば、脳ができるときに一部の神経細胞に異常がみられ（皮質形成異常《ひしつけいせいいじょう》）、それが原因になっていることもあります。また最近では、自己免疫疾患や腫瘍などの体の病気で、脳の神経細胞に対する自己抗体ができて、それが原因で発作が起きる場合があることもわかってきました。

症候性てんかんは、てんかん全体でみればおよそ4割ですが、年齢が高くなるほどその割合は増えます。高齢になればなるほど、脳梗塞《のうこうそく》などの脳血管障害や認知症を発症する人は増えます。こうした脳の病気がもとで、てんかん発作をくり返すようになることも多いからです。

画像検査などの結果、てんかん発作の引き金になっていると考えられる病変がみつかれば、症候性てんかんと判断されます。ただ、目に見えるような明らかな病変は発見できなくても、なんらかの障害があると考えられる場合もあります。「潜因性《せんいんせい》てんかん」と呼ばれることもありますが、これも大きくは症候性てんかんに含まれます。

特発性てんかん――脳全体の過敏性の高さが原因になるタイプ

これといった病変がなく、脳の過敏性の高さが原因となるタイプのてんかんが特発性てんかんです。脳の素因として、電気信号に対する反応がよすぎて興奮しやすい、あるいは興奮が鎮まりにくいといった傾向があるために、異常放電が起こりやすくなるのだと理解しておきましょう。

脳の素因というのはいわば体質と同じで、家族で似ることがあります。てんかんが疑われるときには、診察時に「てんかんの患者さんが家族にいるか」などと尋ねられるはずです。それは、脳の素因には、いくつかの遺伝子が関連していると考えられているからです。

しかし、特発性てんかんの患者さんでも血縁者にてんかんをもつ人がいることは、がんや高血圧など、ほかの病気と比較するとはるかに少なく、実際には親・兄弟にてんかんの人がいることはまれです。

てんかんを分類してとらえる

人によって発作の現れ方が違う、原因も異なるてんかんという病気は、一つの病気としてとらえにくい点があります。今後の見通しを立てたり、治療方針を考えたりするためには、共通点をもつグループに分けてとらえたほうが、より適切に対応していけます。

どのような基準で分類するかについてはさまざまな考え方がありますが、もっともわかりやすいのは、発作のタイプとてんかんの原因を組み合わせて四つに分類する方法でしょう。この四分法分類《しぶんほうぶんるい》のベースになっているのは、国際抗てんかん連盟が1981年に発表した「発作分類」と、1989年に発表した「てんかんおよびてんかん症候群分類」です。

なお、国際抗てんかん連盟は2010年に新たな分類法を提案しています。これは、てんかんの原因とともに発症年齢に着目して分類するものですが、患者さんやご家族が自分の（あるいは家族の）てんかんの特徴を知るうえでは、四分法分類の考え方のほうが理解しやすいと思われます。そこで、まずは従来の分け方で、てんかんの特徴を示しておきます。

てんかんの四つのグループ

てんかんの原因は「特発性」と「症候性」、てんかん発作は「部分発作」と「全般発作」と、それぞれ大きく二つに大別されます。この二つを組み合わせれば、てんかんを四つのグループに分けることができます。

❶特発性部分てんかん

脳にこれといった目に見える異常はないものの、脳の一部が過敏で異常放電が起こりやすいタイプです。多くは小児期に発症しますが、その場合、成人になるまでには発作が止まり、治療薬が不要となることが少なくありません。脳の過敏性が、成長とともに徐々にやわらいでいくこともあるのだと考えられます。

❷特発性全般てんかん

脳に病変は見当たりませんが、脳全体が過敏で異常放電が脳全体に一気に広がり、全般発作を起こすタイプのてんかんです。多くは小児期から思春期にかけて発症します。薬物療法がよく効き、適切な治療を続けているかぎり発作は起こりにくくなりますが、薬をやめると途端に再発する場合があるので注意が必要です。

❸症候性部分てんかん

発作の引き金になる病変があると考えられるタイプのてんかんで、原因がさまざまなだけに年齢を問わず発症する可能性があります。薬物療法が効きにくく、発作の抑制がむずかしい場合もあります。ただし、発作の引き金になる病変を切除することで発作が起きなくなることもあります。

❹症候性全般てんかん

多くは乳幼児期に発症します。てんかん以外にも脳機能の障害をかかえやすく、「てんかん性脳症」と呼ばれる状態になることが少なくありません。てんかん発作がひんぱんに起こりやすく、発作をくり返すうちに知的発達面にも遅れが出やすくなります。より早い段階で適切な治療を始め、発作を止めることが重要なてんかんです。

てんかんの四分法分類と代表的なてんかん症候群

発作のタイプ ＼ 原因	特発性《とくはつせい》	症候性《しょうこうせい》
部分発作	**特発性部分てんかん** ●中心・側頭部に棘波《きょくは》をもつ良性小児てんかん（ローランドてんかん） ●後頭部に突発波をもつ小児てんかん（パナイトポーラス型、ガストー型）	**症候性部分てんかん** ●海馬硬化を伴う内側側頭葉てんかん ●片側けいれん片麻痺てんかん ●ラスムッセン症候群
全般発作	**特発性全般てんかん** ●乳児良性ミオクロニーてんかん ●小児欠神てんかん ●若年欠神てんかん ●若年ミオクロニーてんかん ●覚醒時大発作てんかん	**症候性全般てんかん** ●ウエスト症候群 ●レノックス・ガストー症候群 ●ミオクロニー失立てんかん ●ミオクロニー欠神てんかん ●早期ミオクロニー脳症 ●サプレッション・バーストを伴う早期乳児てんかん性脳症〈大田原症候群〉

（国際抗てんかん連盟による 1989 年分類、2010 年提案分類を参考に作成）

共通点の多さから「てんかん症候群」として細分化

てんかんを大きく四つに分類する方法とは別に、共通点ごとにまとめて小さなグループに分ける考え方があります。この小さなグループを「てんかん症候群」といいます。

すべての患者さんが、てんかん症候群のどれかに必ず当てはまるというわけではありませんが、もし該当するものがみつかれば、治療の見通しを立てるうえでたいへん参考になります。主なてんかん症候群については、のちほど詳しく説明します（**↓第3章**）。

経過の見通し

てんかんにもいろいろあるということを示してきましたが、どのように分類するにせよ、てんかんのいちばんの問題は「てんかん発作をくり返す」という点にあります。だからこそ必要になるのが適切な治療です。てんかん発作はコントロールできるのか、どのように治療を進めていくのか、ここでおおよその見通しを立てておきましょう。

発作のくり返しは脳にも生活にも影響する

てんかん発作が起きるときに生じている異常放電は、脳の神経細胞にとって大きな負担です。実際、大きな発作のあと患者さんは眠り込んでしまうこともありますが、これは神経細胞が疲れきってしまうことの表れです。

神経細胞にあとあとまで残るような傷がつくかどうかは、患者さんの年齢や発作の頻度によって変わってきます。大人より子どもが、まれに発作が起こる場合よりたびたび発作が起こるほうが、脳の神経細胞への負担が大きくなります。

また、てんかん発作のくり返しによって、日常生活にも大きな影響が現れてしまうことがあります。てんかん発作がいつ、どこで、どんなときに起こるのかを正確に予測することはできません。発作の現れ方によっては、ケガや事故をまねくもとになることもありますし、周囲の誤解を生むおそれもあるからです。なにはともあれ、てんかん発作のくり返しを止めることを最優先に考えていくことが必要です。

6～7割の人は発作を止められる

てんかん発作をくり返さない、てんかん発作が起こらないようにするためには、治療が必要です。治療の柱となるのは薬物療法と手術療法です。

薬を服用することで発作が起こらなくなる確率はどれくらいかというと、最初に試す一剤で効果が得られる患者さんが約5割、最初の薬だけでは十分な効果を得られず、別の薬に変更したり、2剤目を追加したりすることで発作が止まる人が約1割。あわせて全体の6割くらいです。1~2剤で効果がない場合、3剤目を使うことで止まる確率は数パーセントにすぎません。

では、残りの4割弱の人は発作を止めることができないのかといえば、そうともかぎりません。症候性部分てんかんであれば、手術によって効果的な発作抑制がはかれることもあります。薬物療法、手術療法を中心に、きちんと治療していけば、てんかん患者さん全体の6~7割は、てんかん発作のくり返しを止めることはできるようになっています。

「治った」といえるのは、一部のてんかんだけ

適切な治療によって発作が起こらなくなっても、「治った」とは判断しにくいことも多いのが、てんかんという病気の特徴の一つです。

ふつう「病気が治る」という言葉は、病的な状態から回復し、治療を受けなくても通常の状態を保てるようになるという意味で使われます。しかし、てんかんの場合、そうした意味で「いずれ治るだろう」と見通せるのは、小児期に発症する特発性部分てんかんのうちの一部にすぎません。

それ以外のてんかんは、治療によって発作が起こらなくなっても治療をやめたあとまで

その状態が続く保証はありません。思春期以降に発症した特発性全般てんかんのように、薬がよく効くけれど服薬をやめればかなりの確率で再発するとわかっているものもあります。てんかんを起こしやすい素因そのものを変えていくことは、現時点では困難です。手術を受けた場合でも、手術後、治療薬が不要になるとは断言できません。

だからといって、「一生、治らない病気なのか」と落ち込むこともありません。てんかん発作のくり返しが止まれば、てんかんがあることで生じる問題の多くは解消されるでしょう。てんかんとうまくつきあっていくという気持ちで、治療を続けていきましょう。

治療でコントロールしにくい「難治てんかん」

さて、ここで問題になるのが、薬の種類や量をどんどん増やしていっても発作のコントロールができない、手術療法もおこなえないてんかんについてです。

先に述べたように、半数以上のてんかんは1～2種類の薬で発作が止まります。適切な薬を2～3種類を使って2年以上治療しても発作が止まらず、日常生活に困った問題が生じている状態を「難治《なんち》てんかん」と呼びます。

難治てんかんは、手術で改善する場合もありますが、異常放電が始まる領域が特定できなければ手術はできません。特定できたとしても、手術することで重要な脳機能を損なうおそれがある場合には、やはり手術はむずかしくなります。

ただし、難治てんかんといわれても、じつは「見かけの難治」である場合もあります。適切な治療がされていないということもあれば、じつはてんかんではなかったという場合もあります。一見、難治てんかんのようで、じつは発作が止められる場合もあるのだということは、頭に入れておいてください。

むろん、見かけでもなんでもなく本当に難治てんかんである場合もあります。特発性てんかんは比較的薬が効きやすく、症候性てんかんは難治になりやすい傾向があります。なかでも乳幼児期に発症する症候性全般てんかんは、発作が止まりにくいことが少なくありません。

てんかんの患者数

自分が、あるいは身近な人がてんかんの診断を受けたり、てんかんの疑いがあるといわれたりする以前には、「てんかんの患者さん」に接したことはなかったという人も少なくないでしょう。けれど、実際には「てんかんがあることを公表している人」に出会っていなかっただけかもしれません。

日本の患者数はおよそ１００万人

てんかんの有病率は、先進国では一般に子どもで人口の０・５％くらい、高齢者で１・０％くらい、全体では人口の０・８％くらいといわれています。

したがって、てんかんの有病率から考えると、日本にはおよそ１００万人の患者さんがいると推計されます。有病率というのは、今現在、病気をもっている人の割合ですから、１００人を超える知りあいがいれば、そのなかに一人はてんかんの患者さんが含まれているという計算になります。

てんかんは、意外に「ありふれた病気」なのです。

年齢別発症率と有病率

1 年間に 10 万人あたり何人が発症するかを示すのが発症率。
有病率は現在てんかんがある人、累積発症率はすでに完治している人も含めてんかんを発症したことがある人の割合

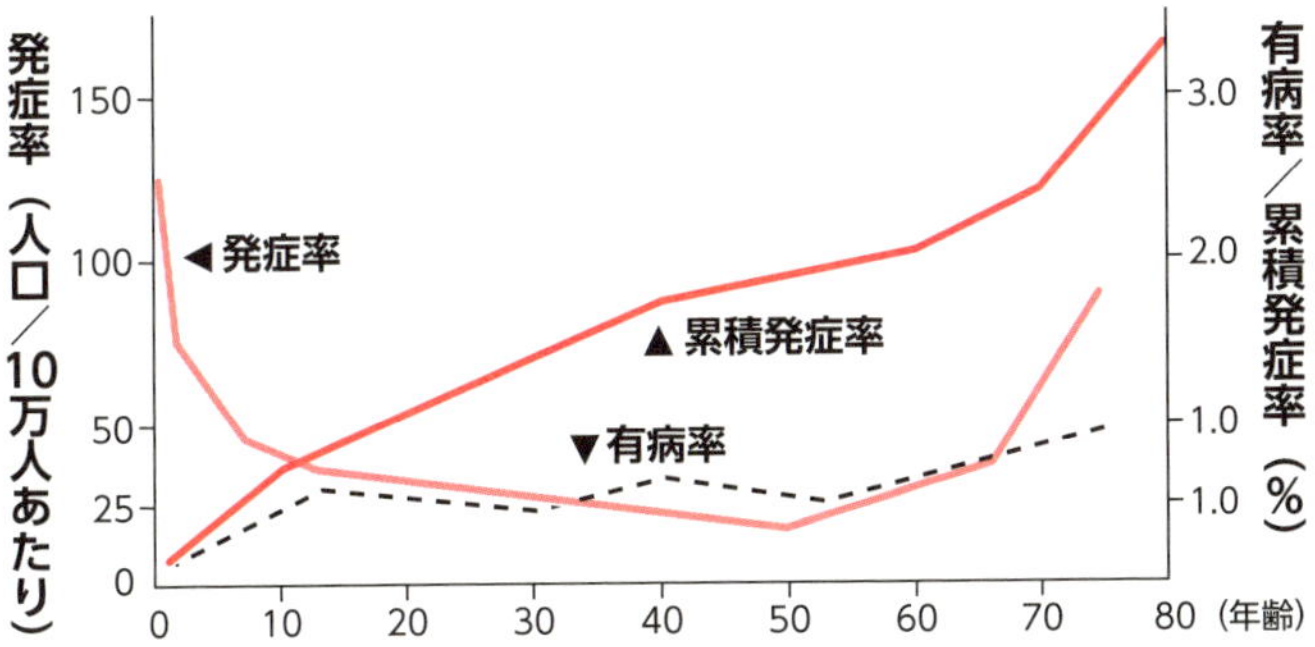

(Hauser WA,Annegers JF,Anderson VE:Epidemiology and the genetics of epilepsy.In:Epilepsy. Ward AA Jr(ed),Raven Press,New York,1983:267-294)

中高年での発病もまれではない

てんかんは子どもの病気――そんなイメージをもっていたという人もいるかもしれません。実際、てんかんの発症率がいちばん高いのは乳児期から幼児期にかけてであることはたしかです。しかし、てんかんは決して子どもの病気というわけではありません。とくに症候性てんかんは、中高年になってからの発症も多く、高齢化が進む日本では、今後ますます増えていくと予想されます。

症候性てんかんは、一般に難治になりやすい傾向があると書きましたが、高齢者の場合、わずかな薬で発作が止まることも少なくありません。まずは、てんかんの可能性がある症状に気づき、正しい診断を受けることが重要です。治療によりてんかん発作を止めることができれば、生活の質が上がっていくことも期待できます。

よくある誤解

決してめずらしい病気ではなく、多くの場合、発作が起こらないようにコントロールできるにもかかわらず、「てんかんだ」ということを気軽に語れない、できれば隠しておきたいと思う患者さんも少なくないようです。その背景には、てんかんという病気に対する、誤解・偏見があるのではないでしょうか。

てんかん＝危険な病気？

てんかん発作の多くは、これといったきっかけもなく突然起こります。ですから発作を予期できず、発作時に事故に巻き込まれないか、意識がない状態でなにか困ったことをしてしまうのではないか、発作が止まらずに命にかかわることはないのかなど、心配は尽きないかもしれません。

患者さんの周囲の人も、てんかん発作を見たことがなく、またてんかんに関する知識が十分でないと発作の際どう対処したらよいかもわからないため、無用に不安がる傾向があります。

そのような心配は「誤解」とは言いきれない面もあります。けれど、きちんと治療を続け、発作が抑制できていればそのような心配もしなくてすみます。

また、発作がなかなか止まらない場合であっても、「このような症状の発作が起きる可能性がある」ということを周囲の人に正確に伝え理解してもらい、発作の起こった際には適切に見守ってもらうことで、予想される危険を避けることができます。

てんかん＝遺伝する？

てんかんの患者さんやご家族は、てんかんと遺伝との関係を心配される方が少なくありません。とくに特発性のてんかんは、明らかな病変がみられないだけに「なぜ」という思いが強くなりやすいようです。

遺伝性の病気とは、遺伝子の変異がもとで生じる病気のことをいいます。てんかんの場合、ある一つの遺伝子異常が原因と考えられるケースはごくまれです。またその遺伝子異常も親から受け継がれたものとはかぎらず、突然変異で生じることも少なくありません。特定の家族にとくに起きやすい病気は「家族性」ということばをつけて呼ばれますが、家族性のてんかんは、てんかん全体の1％にも満たないものと考えられています。

また「遺伝子がかかわる」のは、なにもてんかんに限ったことではありません。実際、がん、高血圧、糖尿病など多くの病気には遺伝子がかかわっています。てんかんも多くの場合、ほかの病気と同様、その人が受け継いだ病気に関連した複数の遺伝子に、後天的な環境要因が加わって発病するものと思われます。実際同じ遺伝子をもつ双子（一卵性双生児）であっても、必ずしも他方がてんかん（特発性てんかん）を発症するとは限らないことが知られています。

てんかん＝普通に生活できない？

てんかんの患者さんのなかには、発作以外にも脳の働きに問題が生じる、あるいはいずれ問題が出てくると思っている人もいるかもしれません。

たしかに乳幼児期に発症するてんかん性脳症は、知的障害などを伴うこともあります。しかし、それ以外のてんかんの場合、「てんかん発作以外には脳の働きに問題はない」という人のほうが多いのです。

また、かなり昔の教科書には「てんかん性格」といって、なにか特別の症状をてんかん患者さんがみなもっているかのような誤った記述がありました。しかしこれは、昔使われていた抗てんかん薬の副作用や、てんかんの原因病変がある特定の脳の部位の機能障害による症状であることが現在ではわかっています。

もちろん、合併する認知症や発達障害あるいは精神障害が生活上の問題になる方もいるでしょう。しかしてんかんについては、発作が完全に止まっていないのであれば発作時の対応などは必要ですが、てんかんだからといって、健康な人と同じように平穏に暮らせないというのは大きな誤解です。

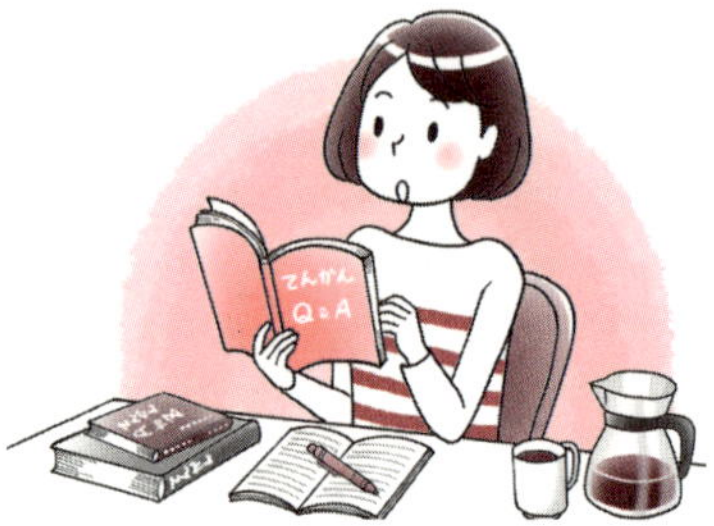

tenkan ga kowakunakunaru hon

第2章

てんかん発作への対応

てんかん発作の種類

てんかん発作は、脳の異常放電の始まり方によって大きく部分発作と全般発作に分けられることはお話ししましたが、実際には一人ひとりの患者さんが経験する発作の症状はさまざまで、それぞれの発作の特徴からいくつかのタイプ（発作型）に分けられます。

患者さんごとに発作の症状は異なり、また一人の患者さんで起こる発作は、通常、同じ症状が決まったパターンでくり返されることが特徴です。

全身けいれん発作はあらゆる発作の最終型

突然、声を発しながら倒れ、ガクガクと全身がふるえはじめるような全身けいれん発作（いわゆる大発作《だいほっさ》）は、てんかんと聞いて多くの人がイメージするとおりの発作です。脳全体が異常な電気的興奮に巻き込まれた場合に起きるもので、全般発作としてはもっともよくみられるタイプの発作です。しかし、脳の一部で起こる部分発作から始まり、その後脳全体に発作が広がるタイプの全身けいれん発作もあります。こちらは二次性全般化発作と呼び、最初から一気に脳全体に発作が始まる全般発作と区別して考えます。両者を見分けるのは簡単ではありませんが、大きなけいれん発作が始まる前になんらかの症状（前兆など）が生じていたかどうかが、区別するための大切なポイントになります。

実際に大きな発作が起きれば本人も周囲の人も動転し心配も募るでしょう。しかし、効果的に治療していくためには、全身けいれん発作が起きる直前の様子や、「発作はない」と思っている時期にも本当に気がかりな様子はなかったのかなど、しっかり観察し、医師に伝えることが必要です。見過ごしがちな症状のなかにこそ、てんかんのタイプを知るために欠かせない情報が隠れている可能性が高いのです。

脳の一部から始まる部分発作

では、まず部分発作の現れ方をみてみましょう。脳は領域ごとに役割分担があるため、特定の領域で異常放電が始まると、そこで担う機能が突然再現されたり、逆に機能低下が起きたりします。こうした発作症状が、意識を失うことなく起きる場合を「単純部分発作《たんじゅんぶぶんほっさ》（意識障害のない焦点発作《しょうてんほっさ》）」といいます。一方、部分発作が生じる領域によっては意識障害を伴うことがあります。これを「複雑部分発作《ふくざつぶぶんほっさ》（意識障害のある焦点発作）」といいます。

●意識障害がない単純部分発作

単純部分発作は、大きくは運動症状とそれ以外の症状に分けられます。

運動症状を示す発作は焦点性運動発作といわれます。顔や手あるいは足などが突然硬《こう》直《ちょく》したり（強直発作《きょうちょくほっさ》）、ガクガクふるえたり（間代発作《かんたいほっさ》）する発作で、これは運動を司る脳の領域（運動野《うんどうや》）で異常な電気的興奮が起こっているために起こる症状です。

運動症状以外の発作症状は、感覚症状、自律神経症状《じりつしんけいしょうじょう》、精神症状の三つに大別できます。いずれも本人が違和感を覚えるだけで、そばにいる人には発作が起きていることがわかりません。本人もその違和感がてんかん発作の表れとは思っていないこともありますし、てんかんと関連づけている場合でも、「大きな発作が起こる前兆」としてとらえていたりすることもあります。しかし、じつはそれもてんかん発作なのです。

●精神症状としての単純部分発作

単純部分発作の症状はじつにさまざまです。これは脳が果たす多彩な機能を反映しているからで、脳の機能の種類の分だけ単純部分発作の種類があるといって過言ではありません。とくに精神症状には、ヒトがもつ記憶、時間・空間感覚、感情などの機能に応じたさまざまな不思議な体験があることが知られています。具体的には、既視感《きしかん》、未視感《みしかん》、予知感、自己視、幽体離脱体験、だれか隣にいる感覚、恐怖感、恍惚感などが知られています。

患者さんは発作と関連した症状とは思っていないことが多く、このような症状がないか

単純部分発作の種類

	発作の種類	具体的な症状の例
運動症状	焦点性運動発作	●急に体の一部が硬直したり（強直発作）、ガクガクふるえたり（間代発作）する ●頭や目がぐーっと引っ張られ左右どちらかに向く
運動症状以外の症状	体性感覚あるいは特殊感覚症状を示す発作	●体の一部にしびれるような感覚が起こる ●光が当たったわけではないのに、チカチカと光の点滅が見える ●耳鳴りが聞こえる ●不快な臭い、味がする
	自律神経症状を示す発作	●胃のあたりがムカムカする（前胸部不快感）、吐き気、嘔吐、腹痛が起こる ●動悸がする、鳥肌が立つ
	精神症状を示す発作	●記憶の働きが混乱し、以前にもまったく同じ光景を見たことがあるような既視感（デジャヴュ）や、逆によく知っているはずなのに見知らぬもののように感じる未視感（ジャメヴュ）が現れる ●夢うつつの状態になり、時間の感覚が失われる ●いわれのない恐怖感におそわれる ●そこにはないものが見えたり（幻視）、言葉が聞こえたりする（幻聴）

聞いてみて初めてわかることがほとんどです。

また側頭葉《そくとうよう》てんかんなどで、単純部分発作として人の声が聞こえるなどの幻聴がある場合があります。幻聴は統合失調症に特徴的な症状ですが、てんかん発作の場合は、統合失調症の患者さんの場合と異なり、現実感が薄いのが特徴です。側頭葉てんかんの前兆（単純部分発作）については、ロシアの有名な作家であるドストエフスキーが作品の中で生き生きと描写しています。

●意識障害のある複雑部分発作

部分発作が起きているときに、ぼーっとした様子で呼びかけにも答えず反応しない場合には、意識障害があると考えてよいでしょう。意識障害を伴う部分発作を、複雑部分発作といいます。複雑部分発作は、単純部分発作から始まり、徐々に意識がはっきりしなくなっていくパターンもあれば、最初から意識が低下するだけのパターンもあります。

また、異常放電が始まるスイッチのありかが側頭葉にある場合と、前頭葉《ぜんとうよう》にある場合とで現れやすい症状は異なります。側頭葉起源の複雑部分発作は、意識障害とともに口をぺちゃくちゃさせたり、手をもぞもぞさせたりといった奇異《きい》な行動（自動症《じどうしょう》）を伴うことが多くあります。自動症は、物を探すなど一見目的がある行動をしているように見えることもありますが、本人には行為の最中に意識はなく、その間の記憶もありません。また、発作後にしばらくもうろうとした状態が続き、その間の言動を本人はまったく覚えていないこともあります。スーパーマーケットで支払いをせず外に出てしまう、自動車事故を起こしたのにその場を去ってしまうなど、問題となることもあります。

意識障害の程度は軽いものの、激しい体の動きを伴う場合には、前頭葉《ぜんとうよう》起源の複雑部分発作が疑われます。発作が終わればすぐに意識が回復する点も、側頭葉《そくとうよう》起源のものとは異なる特徴とされています。

脳全体に一斉に生じる全般発作

左右の脳全体から異常放電が一斉に起こる全般発作も、具体的な発作症状はいろいろです。全身けいれん発作だけでなく、一瞬で終わる発作などさまざまなタイプがあります。

●全身けいれん発作（全身強直間代《ぜんしんきょうちょくかんたい》けいれん発作）

突然、叫び声を上げて倒れ、手足を突っ張り硬直し（強直《きょうちょく》けいれん）、その後ガクガクと全身をけいれんさせます（間代《かんたい》けいれん）。多くの場合、けいれんは30秒くらいで自然におさまり、そのあと患者さんはしばらく眠り込んでしまいます。古くは大発作とも呼ばれた発作症状です。またレノックス症候群などの症候性全般てんかんでは、ほとんどの場合、全身の強直けいれんだけで終わります。

●欠神《けっしん》発作は一瞬意識がなくなる発作

小児や思春期に起こる欠神てんかんで特徴的にみられる発作で、一瞬、意識が無くなったかと思うと、すぐにまた意識が回復する発作です。発作が起きると、話している途中、あるいはなにかしている途中でピタッと動きが止まりますが、発作がおさまるとすぐに発作直前にしていたことを再開できます。直前までの記憶は完全に保たれているため、本人は、意識の途切れにまったく気づいていないこともあります。

過呼吸《かこきゅう》で誘発されやすいことも特徴で、複雑部分発作の動作停止状態と見分けるには、発作中に欠神発作特有の脳波所見（3Hz《ヘルツ》全般性棘徐波《きょくじょは》複合）があるかが決め手となります。

●ピクッと筋肉が動くミオクロニー発作

一瞬、筋肉が収縮してピクッとした動き（ミオクローヌス）が生じる発作です。筋肉に起きる瞬間的なけいれんといえます。寝入りばなに、体がピクッとなる現象はだれにでもよくある生理的な現象で、てんかん発作ではありません。

てんかんの症状としてのミオクロニー発作は、目覚めているときに起こります。「携帯電話やお箸をふいにパーンと飛ばしてしまう」などということがあれば、ミオクロニー発作かもしれません。食事の最中に手がピクッとなって茶碗を落としてしまうなどということも起こります。

●短いけいれんが何度も起きるてんかん性スパスム

スパスムは、乳児期のウエスト症候群（↓87ページ）などでみられます。くり返し体全体がピクッと一瞬けいれんする発作ですが、筋肉が収縮する時間がミオクローヌスより長く、強直発作より短いことが特徴です。赤ちゃんの反応がなくなり、くり返し手足をピンと突っ張らせて体を屈曲させたり、カクンカクンとおじぎをする動きをくり返す様子がみられたりしたら、できるだけ早く医療機関で相談してください。

●全身の力が抜ける脱力発作《だつりょくほっさ》

突然意識を失い、全身の力が抜けて転倒する発作です。一部のてんかん性脳症（レノックス症候群など）でみられる発作です。

各自の発作パターンを知ることが大切

てんかんの発作は多様とはいえ、患者さん一人ひとりをみれば発作症状の現れ方のパターンは決まっています。けれど、異常放電の広がりや程度がどれくらい進展していくかは、つねに同じではありません。

部分てんかんの患者さんで、いつもは単純部分発作だけで始まりそこで終わる人が、あるときは意識が薄れる複雑部分発作へと進むかもしれません。別の機会には二次性全般化発作を起こすかもしれません。また全般てんかんの患者さんの場合も、いつもはミオクロニー発作だけの人が、あるときは全身けいれん発作を起こすかもしれません。発作症状が変化する流れは人それぞれ「パターン」が決まっており、一方通行で逆行しないのが特徴ですが、その流れがどこで止まるかはそのときどきで違うのです。

その違いが、てんかん発作への気づきにくさを生んでいることがあります。たとえば、「胃がムカムカする」という自律神経発作を示す人がいるとします。胃のむかつきで終わってしまえば、それがてんかん発作だと気づかないこともあるでしょう。またそうした症状のあとに全身のけいれんが起きても、胃のむかつきと大きな発作を結びつけて考えることはないかもしれません。

しかし、てんかん発作として胃がムカムカするような部分発作（前兆）があるとわかっていれば、始まりの症状に気づいた時点で、引き続き起こるかもしれない複雑部分発作や二次性全般化発作に備えた行動をとることができます。またその人のてんかんが、部分てんかんなのか、それとも全般てんかんなのかを見分ける鍵となって、より効果のある抗てんかん薬の選択に結びつくことも可能となります。だからこそ、てんかん発作の種類を知り、自分に当てはまることがないか確かめておくことが必要なのです。

てんかん発作でなぜ意識がなくなるのか

てんかんの患者さんにとってもっとも不都合な症状は、てんかん発作の最中に意識がなくなることです。意識を失うと、第一に身の危険を防げなくなります。頭や顔を打ったり、電車のホームから線路に落ちたり、台所で火傷をしたり、浴槽の中で溺れたりする危険があります。また発作の最中になにが周囲で起こっているのかわからず、責任をもった行動ができないということがあります。もうろうとしたまま歩き回ったり、意味不明のことをしゃべったり、自動車を運転し続けたりすることもあります。また患者さん自身、発作で意識がなくなることがあるというだけで、なにをするにも自分に自信がもてなくなるというアイデンティティーの問題もあるといわれています。

では、てんかん発作ではなぜ意識がなくなるのでしょうか？　第1章で電気製品のたとえで少し触れましたが、最近、発作の際の脳血流の変化を調べる画像検査（SPECTや機能的MRI）により、そのメカニズムがわかってきました。具体的には、てんかん発作で脳の一部に過剰な電気発射が発生し、神経細胞が活発に活動すると、その部位の脳の血流が急に上昇することがわかっています（これが電気製品に急にスイッチが入った状態に相当します）。一方その際、大脳皮質連合野という物事の判断や認知を司る脳の領域などに、逆に脳血流が低下する部位が現れることもわかってきました（これがブレーカーが落ちた状態に相当します）。つまり過剰な電気発射が脳の一部に起こると、脳のネットワークの一部の機能が停止し、認知や判断、記憶などの脳の機能が一時的に停止することがわかってきたのです。

このようなことから、いわゆる複雑部分発作を認知障害発作と呼ぶようにもなってきました。姿勢や運動は保たれたまま意識がなくなるという、てんかん発作のメカニズムが少しわかってきたのです。

目の前で発作が起きたら

てんかん発作への対応の基本は、安全に配慮しながら発作の様子をよくよく観察しておくこと。これにつきます。

部分発作にしろ、全般発作にしろ、起きてしまったてんかん発作に対してできることは限られています。けれど、発作の様子をよく観察しておけば、発作のタイプや原因のありかを探り出す重要な判断材料になります。発作のタイプ、原因のありかからてんかんのタイプを導き出すことは治療方針にもかかわってくることですから、発作の観察をおろそかにはできないのです。

あわてず、落ちついて行動する

急に倒れて全身がけいれんするような発作が起きれば、周囲の人は動転しがちです。倒れはしなくても、明らかに「いつもと違う」とわかるような発作が起きたときに、どう対応すればよいのかと困惑するでしょう。しかし、いずれにしても周囲の働きかけで発作が早く止まるわけではないので、本人が発作中に危険な目にあわないようしっかり見守り、安全を確保してあげることが基本です。

また「発作かな？」と思ったときにスマートフォンなどが手元にあれば動画撮影しておき、医師に見てもらうようにするのもおすすめです。ためらう気持ちもあるかもしれませんが、注意深く様子をうかがっているつもりでも見逃してしまうことはあるものです。てんかんに詳しい医師に見てもらうことで、正確な診断に近づくことができるでしょう。

全身がけいれんする発作が起きたときの対応

意識を失い、全身のけいれんが起きる強直間代発作では、けいれんが起きている間は呼吸が止まってしまいます。だんだん顔色が悪くなり、白目をむいて歯をくいしばるようにしながらガクガクふるえる様子に、初めて発作に立ち会った人は驚き、心配するのは当然ですが、多くの場合、30秒~1分程度で自然におさまります。すでにてんかんと診断され、治療を始めている人なら、あわてて救急車を呼ぶことはありません。体の動きがおさまるまで静かに見守り、意識が完全に回復するまでそばにいるようにしましょう。

●ケガを防ぐ

けいれんを起こしている体を無理に抑えつけたり、無理やり体をゆすったり、すぐに救急車を手配したりする必要はありません。ただ、けいれん時に頭を打ちつけないように、頭の下にはなにかやわらかいものを差し入れておくほうがよいでしょう。クッションや座布団などがそばになければ、かばん、衣服などでもけっこうです。そばにある家具などのうち移動できるものは移動し、手足をぶつけないようにスペースを確保します。

発作の様子を観察するポイント

発作が起きたときの状況	□いつ起きたか〈睡眠中／起床後／午前／午後／寝入りばな〉 □どこで、なにをしているときか〈自宅／外出時／仕事中／休息中／運動時〉 □症状が続いた時間〈数秒／数十秒／数分／それ以上〉 □１回で終わったか、止まらずに何回もくり返したか □特別なことはあったか〈発熱／頭を強く打った　など〉
症状の変化	□最初に気づいた症状〈動作が止まった／目つきが変わった／顔色が変わった／手足や顔がピクピクした／突然倒れた／突然大声を上げた／気づいたら全身がけいれんしていた　など〉 □体のどの部位（右か左か）に、どんな症状がみられたか〈目や口のまわりのピクつき／手足のけいれん／口をペチャペチャ動かす・手足をまさぐる（自動症）／片方の手を硬くする（ジストニア）など〉 □声をかけたときの反応〈まったく反応なし／わかるようだが返事をしない　など〉 □最初の症状から、ほかの症状に変化したか
けいれんがあったときの症状	□けいれんが始まった部位〈口元／目のまわり／手／足／顔／全身〉 □どちら側から始まったか〈右／左／両側同時〉 □顔、目、頭が左右どちらかに向いたか（向反《こうはん》） □けいれんのタイプ〈硬く突っ張るタイプ（強直発作）／くり返しピクピク動くタイプ（間代発作）／前後して両方起こった〉 □けいれんが起こっていた時間は何分くらいか〈数秒／数十秒／数分／それ以上〉 □けいれんをしている間、目は開いていたか、閉じていたか
発作後に確認すること	□返事ができるか（意識が回復しても言葉が出にくくないか） □手足の曲げ伸ばしができるか（左右どちらかの手足が麻痺していないか） □発作中に聞いたこと、見たことを思い出せるか □もうろうとなって動き回ったりしないか □本人に発作が起きた自覚はあるか

急に倒れたときは、周囲のものにぶつかってケガをしてしまうことがあります。倒れた際に負った傷は、発作がおさまったあとで手当てするようにします。ひんぱんに倒れる発作を起こす場合には、保護帽といわれる緩衝材《かんしょうざい》（クッション性の素材）のついた帽子をふだんからかぶるようにしておくとよいでしょう（**↓第5章**）。

患者さんが叫び声を上げたり、手足を突っ張らせ始めたりした段階でまわりの人が気づいたときや、部分発作などから移行して全般化していく場合には、倒れるまでに少し間があることもあります。周囲から危険なものをどけておいたり、可能ならあらかじめ安全な場所で横になってもらったりしておけば安心です。

●口にものを詰め込まない

けいれんが起きている間中、歯をグーッと食いしばっている様子を見ていると、「舌を噛んで死んでしまうのではないか」と心配になることもあるかもしれません。たしかに舌の一部を噛んでしまうことはあります。けれど、それで命を落とすような心配はありません。舌の傷も、特別に手当てする必要はないことがほとんどです。ですから、無理やり口をこじあけてスプーンやハンカチなどを入れるようなことは絶対にやめましょう。

発作を起こしている患者さんが歯をくいしばる力はたいへん強く、無理にこじあければ介助者のほうがケガをするおそれが強いうえ、かたいものを入れると患者さんが歯を折る危険性もあります。やわらかいものならよいかというと、これも危険です。取り出せなくなると、かえって窒息するおそれが高まります。

●発作後は意識が戻るまで休ませる

静かに見守るうちに体の大きな動きは徐々に緩慢になり、やがて止まります。けいれんが止まれば呼吸も回復しますが、患者さんはそのまま眠り込んでしまうことが少なくありません。異常放電にさらされた脳の疲れを回復させるために必要な過程ですので、無理に起こさずそのまま眠らせてください。眠っている間に嘔吐してしまうこともありますので、あおむけではなく顔を横に向けた姿勢をとらせるのがポイントです。倒れたときにケガをして出血しているところがあれば、ガーゼを当てるなどの応急処置もしておきましょう。

自然に目が覚めたあとも、しばらくぼんやりしていることがあります。意識が完全に回復するまでは、ゆっくり休ませましょう。手足に麻痺《まひ》などが残っていないかも確認しておきます。意識がもうろうとした状態のまま立ち上がったり歩き回ったりしようとするときの対応はあとでお話ししますが、無理に止めようとせず、付き添うのが基本です。大きなケガがなく、意識もはっきりしてくれば、発作前の活動を再開できます。

目立った出血はなくても、頭を強く打ったときには注意が必要です。痛みが強かったり、吐き気が続いたりするようなら早めに受診し、脳の状態を調べてもらいましょう。

●2分たっても止まらなければ119番

もう一つ、周囲の人が心がけておきたいことがあります。それは、全身のけいれんが起き始めたときの時間を確認しておくことです。

てんかんによる全身けいれん発作なら、たいていは2分以内におさまります。しかし、まれに10分以上けいれんが止まらなかったり、いったんは止まったものの意識が回復しないまま発作をくり返したりすることがあります。このような状態を「てんかん重積《じゅうせき》状態（けいれん発作重積）」といいます。脳に深刻なダメージを残すおそれがあるため、薬を使って緊急に発作を止める必要があります。けいれん開始後2分を超えても体の動きがしずまる様子がみられないようなら119番通報し、救急車を手配してください。現場に救急車が到着するまでの時間は、全国平均で8分を超えています（総務省の発表による）。医療機関で手当てを受けられるまでにはさらに時間がかかりますので、早めの通報が安心です。

初めての大きな発作なら、発作の始まった時間を確認する余裕はないかもしれません。長引きそうだと思ったら、その時点で救急車を呼んでください。

すでに診断がついており、てんかんであるとわかっている場合、けいれんが止まって意識もしっかり回復したようなら、必ずしも救急搬送まではしなくてよいでしょう。しかし、てんかんの診断がついていなければ、早めの受診がすすめられます。全身のけいれんはてんかん以外の原因でも起こります。しっかり全身のチェックを受けておきましょう。

発作かどうか判断しにくいとき

てんかん発作は、多くの場合、突然倒れたりけいれんを起こしたりすることで気づかれます。しかし感覚だけの単純部分発作は、本人の訴えがないかぎり、傍目《はため》には発作が起きているかどうかわかりません。また顔色が変わってぼーっとしているときなど、てんかん発作かどうか判断がむずかしいこともあります。なにか普通ではない様子がみられたり、本人が違和感を訴えたりする場合には、やはり周囲の人の見守りが必要です。全身けいれん発作へと進展していく可能性もありますし、たとえ進展せずに終わったとしても発作は発作です。どんな症状があったのか、記録を残しておきましょう。

●声をかけて意識があるかどうか確認する

発作の最中に意識が保たれているかどうかは、見ただけでは判断できないことがあります。気がかりな様子がみられたら、声をかけて反応を確かめます。

数秒間で意識が回復するような発作、たとえば欠神発作なら、何回か名前を読んでいるうちに意識が戻るでしょう。なかなか反応がないようなら、名前を連呼するだけでなく、「右手を挙げてみて」などと簡単な動作を指示してみましょう。指示どおりの行動がとれないようなら、「これ、なにかわかる?」などと、そばにあるものを示したり、そのものの名前などをくり返したりします。意識があっても言葉がうまく出ないときなどは、発作がおさまったあとで「さっき見たもの(聞いたこと)を覚えている?」と確認すれば答えられます。答えられない場合には、意識障害を伴う発作だったと判断できます。

●うろうろ歩き回るときは無理に止めない

全身けいれん発作や側頭葉起源の複雑部分発作など、意識障害を伴う発作のあとは、意識が完全に回復するまで時間がかかることがあります。その間、もうろう状態でうろうろ歩き回ることもあります。尿意を感じてトイレの場所を探しているなどということもありますが、とくに目的がなく歩いていることも多いようです。発作中に現れる口や手の自動症と同様に、無意識のうちにしている行動で、歩行自動症といわれます。

無理に止めようとすると強い力で制止をはねのけたり、暴れたりすることが多いので、そのまま見守るだけでよいでしょう。ただし、放っておいてよいわけではありません。階段や窓のほうに近づいていったり、車道に出そうになったり、駅のホームの端をうろうろしたりしているときなどは、向かってほしくないところに立ちふさがるようにします。それを押しのけてまで突き進むことは、まずありません。ただ、危険が差し迫っているときは、悠長なことは言っていられません。なんとしても制止しなければなりませんが、前から迫ると患者さんは無意識のうちに強く抵抗しがちです。患者さんの後ろから、腰のあたりをかかえるようにして行動を止めるようにするとうまくいくことが多いようです。

あとで本人に伝えたほうがよいことも

発作中に意識障害が起きている場合、本人が「なんとなくおかしい」と自覚することもありますが、自分が発作を起こしていたことに気づいていないこともあります。その場合、周囲の人は「こんな様子だった」と、本人あるいは本人の家族に知らせておくほうがよいでしょう。てんかんの診断・治療に結びつくよいきっかけになります。

とくに側頭葉起源の複雑部分発作は、意識障害が起きている時間が比較的長いので注意が必要です。患者さん本人は発作中のことはもちろん、意識が完全に回復するまでにしていたことを記憶していないこともありますし、気づいていたとしても「たいしたことはない」と考えていたりすることもあります。そのまま、きちんと治療を受けずにいるのはたいへん危険です。本人の自覚が薄く、病院へ行きたがらない場合には、発作の様子を動画撮影しておき、あとで本人に見せてもよいでしょう。さすがに「これはきちんと治療したほうがよさそうだ」と考えるようになるでしょう。

てんかん発作の誘発要因

あらかじめ、てんかん発作が起きるとわかっていれば、発作に備えることができます。けれど、脳の異常放電のスイッチがどんなときに入るのかは、じつはよくわかりません。つまり、大半のてんかん発作は、いつどこで起きるか予測がつけられないのです。

とはいえ、「これがあるとふだんより発作が起きやすくなる」という誘因はいくつか挙げられます。「これ」に当てはまることがなくても発作が起こることはありますが、誘因を減らせば発作の頻度が少なくなることが期待できます。

睡眠不足は発作を起こしやすくする

てんかんの誘因として、睡眠不足や過労、ストレス、飲酒などが挙げられますが、なかでももっとも影響が大きいと考えられるのが睡眠不足です。どんなタイプのてんかんでも、睡眠不足が続くと発作が増える傾向がみられるので注意が必要です。

過労やストレスの影響は、睡眠不足ほど大きくはないといわれていますが、忙しさや緊張がふっとゆるんだときに発作が起きやすくなるという人もいます。もっとも、忙しいときやストレスが強いときはゆっくり睡眠時間を確保しにくいことも多いので、十分な睡眠をとるためにも、忙しすぎる生活は避けたほうがよさそうです。

また、脳の過敏性が高い特発性てんかんの人は、飲酒で発作が起きやすくなるのでお酒は飲まないほうがよいでしょう。症候性てんかんの場合、発作の起こりやすさと飲酒との関係はあまりないと考えられていますが、お酒を飲み始めると眠る時間が遅くなり、睡眠不足につながりやすいというのはだれしも経験があることでしょう。ほどほどにとどめておきましょう。

感覚刺激などが引き金になることも

めずらしいものですが、発作の引き金が決まっているてんかんもあります。引き金になる刺激は人によって違い、強い光や特定の音、計算や読書などさまざまですが、まとめて反射《はんしゃ》てんかんと呼ばれます。発作の誘因が明らかなら、これを避ければ発作は減らせます。

ただし、反射てんかんをもつ人は非常にまれです。反射てんかんだったとしても、引き金となる刺激がなければ発作が起きないというわけではないため、誘因を減らすだけで対策は十分ともいえません。場合によっては服薬治療が必要になってくるでしょう。

いい加減な治療がいちばん危険

てんかんの診断を受け治療を受けている、診断は正しく治療薬の選択も的確だ、という場合にも、たびたび発作が起きてしまうことがあります。てんかんの原因によっては、なかなか発作がおさまりにくいこともありますが、薬がよく効くと予想されていたにもかかわらず発作をくり返しているのだとしたら、生活全体の見直しが必要です。

服薬治療を始めている人の場合、睡眠不足や飲酒よりも発作の頻度を増大させるおそれが強いのは、治療薬の飲み忘れです。てんかんの治療については第4章で詳しくお話ししますが、どんなに効く薬でも指示どおりに使わなければ、その効果は発揮されません。

きちんと飲んでいれば発作を抑えられる効果が高いはずの薬でも、飲んだり飲まなかったりなどといういい加減な使い方をしていれば、「発作が起こりやすい」という事態は一向に改善されません。薬の飲み忘れは、てんかん発作の最大の誘因ともいえます。治療を始めたら、きちんと服薬を続けていくことがなによりも大切です。

第3章

てんかんの診断と検査

正しい診断を受ける

てんかんの治療は正しい診断から始まります。患者さんの症状が本当にてんかん発作なのか、てんかんだとしたらどのタイプに分類されるか、てんかん症候群としてはどれに当てはまるかなどをはっきりさせておくことで治療のしかたは決まってきますし、経過の見通しも立てやすくなります。ただし、正しい診断にたどりつくまでには時間がかかることもあります。

初回の発作だけでの診断は困難

正しい診断を受けるためには、当然のことながら医療機関にかかることが必要です。気になる症状があれば、症状の詳細を記録したうえで受診しましょう。てんかんの診断・治療は、小児科、精神科、脳外科、神経内科などでおこなわれています。とりあえずは、かかりやすい医療機関でかまいません。

ただし、てんかんにさまざまなタイプがあるように、診断のつけやすさもいろいろです。症状の出方や患者さんの年齢や病歴、脳波検査などの結果から、比較的簡単にてんかんと診断できる例はあります。一方で、なかなかはっきりした診断がつかないこともあります。

意識がぼんやりする、体がビクンと動くなどという発作は、それだけでてんかんを疑う人は少なく、そもそも受診にまで至らないということもあります。

急に意識を失って全身のけいれんを起こした場合でさえ、「これはてんかん発作だ」とすぐには断定できません。てんかん以外の原因でも意識を失って倒れ、けいれんを起こすことはあるからです。脳に流れ込む血液の量が一時的に減少して起きる失神かもしれませんし、心因性の反応かもしれません。心臓や脳血管の病気である可能性もあります。てんかんなのか、てんかん以外の原因なのかの確認には、時間がかかることも多いのです。

治療開始は確かな診断がついてから

はっきり診断できないまま、「おそらくは、てんかんだろう」という見込みで治療を始めるのはよいことではありません。初めに受診した医療機関で、正確な診断がつかないまま「服薬しておいたほうが安心」などという理由で治療の開始を促されたとしたら、別の医師の意見も聞いておいたほうがよいでしょう。

本当はてんかんではないのに薬を飲み続けるのは問題です。たとえてんかん発作だったとしても、その先くり返し発作が起こるかどうかはわかりません。てんかんの治療を始めるのは基本的には2回目の発作が起きてからとされています（→第4章）。時間はかかっても正確な診断に基づいて適切な治療を始めたほうが、よい結果を得やすいといえるでしょう。

年齢が低い子ほど早期発見・早期治療が大切

正確な診断は非常に重要なのですが、年齢が低い子どもほどのんびりしてはいられません。乳幼児期に発症する重症の症候性全般てんかん（てんかん性脳症）の場合、全般発作が毎日何十回、ときには何百回と連発するため、治療の遅れは脳に大きなダメージを与えます。幼い脳ほど異常放電がくり返し起こることの影響は残りやすく、知的発達の遅れにもつながりやすいため、できるだけ早く診断を受けて治療を始めることが大切です。

乳幼児期に発症するてんかん性脳症では、しばしばてんかん性スパスム（→51ページ）がみられます。たとえばウエスト症候群では、うなずくように首を前に倒す動きが何度も続けざまに起こることがあります。そのため、ウエスト症候群は点頭《てんとう》てんかんと呼ばれることもあるのですが（点頭とは「うなずく」という意味です）、ウエスト症候群だからといって必ずしもうなずく動作が現れるとはかぎりません。手足をビクッと突っ張らせるような動きだけのこともあります。

生後数ヵ月の赤ちゃんは、眠っているときなどに突然、びっくりしたように手をパッと開く動きをすることがあります。これはモロー反射といわれ、周囲の物音などに反応して起きる現象ですから、とくに心配はいりません。このモロー反射とてんかん性スパスムによる症状は、見分けがつきにくいことがあります。不安に思ったら、気になる動きを動画で撮影したうえで、小児科の医師に相談してみることをおすすめします。必要があれば、脳波を測定できる医療機関へとつないでもらえるでしょう。

てんかん性脳症は比較的まれな病気で、もっとも多いウエスト症候群でも発症率は1万人に1～4人程度です。ですから「てんかんではないか」という心配は、多くの場合、杞憂《きゆう》に終わるでしょう。それでも、万が一の可能性を考えれば早めの相談が安心といえるのです。

診断の進め方

てんかんは、てんかん発作をくり返す病気ですから、「気がかりな症状がてんかん発作か否か」がわかれば、おのずと診断は明らかになります。そのためには症状の詳細を医師に伝えることが重要です。医師は、症状の現れ方や患者さん個人の状況、検査結果などを総合したうえで、てんかんかどうか、てんかんだとしたら四つのタイプのどれに当てはまるか、さらに「若年ミオクロニーてんかん」「海馬硬化を伴う内側側頭葉てんかん」といった、てんかん症候群としての病名がつけられるかどうかなどを明らかにしていきます。

問診が診断に役立つ

気がかりな症状がてんかんによる発作症状なのかどうかを確かめたくても、診察時に医師の目の前でタイミングよく発作が起こることはまれです。初めて全身けいれん発作が起こり救急搬送された患者さんでも、病院に到着した時点では発作が止まっていることがほとんどです。

ですから、症状の詳細については患者さん本人、もしくは身近な人が、医師に情報を伝えるしかないわけです。第2章で示した発作時の観察ポイントを参考に、医師にできるだけ正確に発作時の様子を伝えるようにしてください。くり返しお話ししているように、動画撮影してあれば非常に参考になります。

ただ、たいていの場合「発作かな？」と気づいてからの撮影になります。動画を撮ろうとするきっかけとなった初発の症状については、言葉での説明が主になりますから、しっかり観察し記録しておくとよいでしょう。

発症年齢や気がかりな症状が現れた時間や状況、ご家族にてんかんの患者さんがいるかどうかなどといった情報も診断の助けになります。あわせてきちんと伝えましょう。

問診で聞かれる主な内容

- 発作の様子の詳細（→ 57 ページ）
- 以前に発作を起こしたことはあるか
- なにか薬を飲んでいるか
- 頭にケガをしたことがあるか
- 高熱時にけいれんを起こしたことがあるか
- 脳の病気になったことがあるか
- 家族にてんかんの患者さんがいるか
- 発達や認知面で気になる点はあるか

など

診断までの主な流れ

受 診

↓

問 診

症状の詳細などを確認

↓

検 査

- 原因を調べるための検査（血液検査・心電図など）
- 脳波検査
- 脳の MRI 検査

↓

診 断

てんかんかどうか、てんかんなら、どんなタイプかを明確にする

てんかんの検査

てんかんかどうかを調べるための検査法として、もっとも基本的なのは脳波の測定です。しかし、脳波を調べればてんかんかどうか、たちどころに判明する、というわけではありません。脳波異常がみられたからといっててんかんとは限らず、逆に検査時に脳波に異常がなかったからといって、てんかんではないと断定はできないのです。

正しい診断をつけるためには、ほかにもさまざまな検査が必要ですし、ときには長時間に及ぶ脳波測定が実施されることもあります。

てんかん以外の病気を除外する

発作症状の原因を確かめるために、脳波検査以外にも血液検査や心電図、脳の画像検査などをおこなっておきます。低血糖や服用中の薬の影響でけいれん発作が起きることもありますし、不整脈などの心臓疾患で意識を失うこともあります。脳出血や脳梗塞の影響などの病変がないかＣＴ《シーティー》検査やＭＲＩ《エムアールアイ》検査をおこなって脳の様子を画像化し、確認しておく必要もあります。脳の病変はてんかんの原因になっている可能性もありますし、急性の脳障害で、てんかんに似たけいれん発作が起きることもあるからです。

こうした検査だけで、すべての「てんかん以外の原因」が見分けられるわけではありません。しかし、緊急に手当てを要する病気かどうかはだいたい判別できます。

脳波検査で診断の裏づけを

てんかんの診断に欠かせないのが脳波検査《のうはけんさ》です。頭にいくつもの電極《でんきょく》を貼りつけ、脳内を流れる微弱な電流をとらえて図式化したものが脳波です。てんかん発作は脳の異常放電によって起きる症状ですから、発作時には棘波《きょくは》といわれる鋭い波や、棘波とゆったりした波が組み合わさった棘徐波《きょくじょは》など、特徴的な脳波異常がみられます。発作症状と脳波異常の現れ方が一致していれば、てんかんの可能性が高いといえるわけです。

ただ、外来でおこなわれる脳波測定は長くても1時間程度です。脳波を測定している間に発作が起きるとはかぎりませんが、てんかんの患者さんは発作がおさまっているときでも、とくに浅い眠りについている間は脳波異常が現れやすくなるため、睡眠導入剤などを使ってうつらうつらしてもらっている間に測定をおこなうのが一般的です。こうした検査を何度かくり返せば異常な波をとらえられることが多いのですが、それでも5～10％の患者さんは短時間の検査では脳波に異常が認められません。脳の比較的深いところで起きている脳波異常は、頭皮に置いた電極では拾いにくいという問題もあります。

さらに問題なのは、今まで一度も発作を起こしたことがない人でも、5％程度にてんかんの患者さんのような脳波がみられることがあるという点です。発作症状そのものの検討はそこそこに、脳波検査の結果だけでてんかんかどうかを診断するのはたいへん危険です。

そもそも脳波は少し体が動いただけで大きく変化します。脳波の意味を正確に読み取ること自体、それほど簡単なものではありません。てんかんの診断は症状を主体に導き出されるもの。外来でおこなう脳波検査は診断を裏づける重要な検査ではありますが、あくまでも補助的なものと考えておきましょう。

より正確な発作時ビデオ脳波モニタリング検査

ここまでの記述で脳波検査への信頼を失わせてしまったかもしれませんが、発作時の脳波をとらえることができれば、これほど診断に有効な手段もありません。そこで、てんかんかどうかはっきりしない場合には、24時間以上電極を頭につけたままの状態で脳波測定しながらその様子を動画撮影する、発作時ビデオ脳波モニタリング検査の実施がすすめられます。

記録された脳波と動画を照らし合わせることで、異常な脳波が現れたときになんらかの症状が起きていないか、発作症状らしきものがあったときに特徴的な脳波異常がみられるかどうかを確かめていきます。ときには数日間にわたって検査が続くこともありますが、ここまですれば、てんかんかどうかはたいてい判断がつきます。

　実施医療機関は限られていますし、多くの患者さんは発作時ビデオ脳波モニタリング検査まで受けずとも診断は可能です。ただ、現在かかっている医療機関でなかなか診断がつかない場合や、現在受けている治療でよいのか不安に思っているのなら、「もっと詳しく調べてほしい」と自ら声を上げてください。後述する「てんかんの診療機関」の項を参考に、よりよい医療を求めていきましょう。

外科手術前にはさらに詳しく検査する

　てんかんの診断がついたあと、治療のためにさらに詳しい検査がおこなわれることもあります。てんかんのなかには手術が有効な治療手段となるものもあります。手術を検討する場合には、異常放電のありかとなっている病巣がどこにあるのか、正確に見極めなければなりません。そのため、脳磁図、PET《ペット》／SPECT《スペクト》検査、頭蓋内脳波記録などのより専門的な検査が実施されます。

　手術の必要がなければ受けることはない検査ですので、これらの検査についての解説は、第4章で取り上げる「手術」の項でお話しすることにしましょう。

診断の受け止め方

問診や各種の検査結果から診断がはっきりしたら、「てんかんだった」で終わらせるのではなく、タイプまで把握しておくことが重要です。原因がはっきり特定できない特発性なのか、なんらかの障害が背景にあると考えられる症候性なのか、脳全体が興奮しやすい全般てんかんなのか、発作の焦点がみられる部分てんかん（局在関連《きょくざいかんれん》てんかん）なのか、さらに、てんかん症候群のどれかに当てはまるかどうかも確認しておきましょう。

くり返しになりますが、てんかんは「一つの病気」とはいいがたい面のある病気です。タイプが違えば特徴も治療法も経過も異なる面が多いため、患者さん自身のてんかんの特徴を知ることが大切です。タイプ別の特徴は第1章でもざっとお話ししましたが、ここでは主なてんかん症候群の特徴にも触れながら、今後の見通しをまとめておきます。

特発性部分てんかんとわかったら

てんかんのなかでは、もっとも治りやすいタイプです。子どもの頃に発症し、部分発作を起こします。二次性全般化発作につながりやすいこともあって心配も募りがちでしょうが、成人後は発作が止まる例が多く、服薬を止めても発作が起こらなくなることもあります。

このタイプのてんかんには、次のようなてんかん症候群が含まれています。

●中心・側頭部に棘波をもつ良性小児てんかん

幼児期から学童期初期に発症するてんかんで、ローランドてんかんともいわれます。脳の前頭葉と頭頂葉の間の境界をローランド溝《こう》というのですが、このあたりに脳波異常がみられます。比較的多いてんかんで、小児てんかんの20～25％を占めています。

寝入りばなや明け方にけいれん発作を起こすことが多く、その際、口をひきつらせたり、のどを鳴らしたりするのが特徴です。ほとんどの場合、思春期までには発作は止まり、服薬を中止することが可能といわれています。

●後頭部に突発波をもつ小児てんかん

脳波検査をすると、後頭部に特有のてんかん性の波形がみられます。

５歳前後をピークに発症する早発型（パナイトポーラス症候群）では、吐き気、嘔吐などの自律神経症状が起こりやすいことが特徴です。睡眠中あるいは覚醒時に、目がぐーっと横に向く眼球偏倚《がんきゅうへんい》や、けいれん発作が起きたりします。また発作の持続時間が数十分に及ぶこともあり、失神発作と間違われることもあります。このタイプのてんかんは、多くの場合2～3年で自然に治るとされており、服薬を中止することが可能です。

一方、8歳頃をピークに発病する遅発型（ガストー型）は、チカチカした光が見えるなどといった視覚症状から発作が始まることが特徴で、眼球偏倚や頭痛を伴います。後頭葉の外の領域に発作が広がると、複雑部分発作や半身あるいは全身のけいれん発作が起こります。早発型にくらべるとやや治りにくいのですが、それでも半数以上は2～4年以内に発作を起こさなくなるといわれています。

特発性全般てんかんとわかったら

新生児から中学生、高校生くらいの年齢までに発症する、全般発作を起こすタイプのてんかんです。思春期以降に発症した場合には、基本的には長期間服薬を続ける必要があると考えてください。しかし多くの場合、きちんと服薬しているかぎり、発作のコントロールは良好です。

●乳児良性ミオクロニーてんかん

寝入りばなあるいは覚醒時に、全身をビクンとさせる短い発作（ミオクロニー発作）が起き、何回か続くこともあります。意識はほとんど障害されません。生後半年～3歳にみられ、ウエスト症候群と見間違われることもありますが、脳波を調べれば区別できます。

治療薬への反応がよく、ほとんどの場合、いずれ薬は不要になります。ただし、学童期・思春期以降にほかのタイプのてんかんを発症する例が10～20％の割合でみられます。また軽度の知的障害も10％程度にみられることから、「良性」とはいいがたいという意見もあります。

●小児欠神《しょうにけっしん》てんかん

学童期に発病し、欠神発作《けっしんほっさ》を日に何度もくり返します。意識が失われている時間はごく短時間ですが、一日に数十回～数百回に及ぶこともあります。学童期には欠神発作のみで、知的発達に影響することはないのですが、ぼーっとしていることが多く誤解を受けやすい面もあります。

発作は成長とともに起こりにくくなりますが、思春期にあたる年頃になって全身けいれん発作を起こすようになったり、大人になってからも欠神発作が起きたりすることもあります。ただ、治療薬への反応は良好で、発作自体、徐々に軽くなっていきます。

●若年欠神てんかん

思春期に発病します。発作の頻度は低いものの欠神発作がみられ、全身強直間代けいれん発作を起こすこともあります。知的発達への影響はなく、治療薬で発作のコントロールでは可能ですが、薬を止めると再発するおそれが高くなります。

●若年ミオクロニーてんかん

特発性全般てんかんのなかではもっとも多く、思春期に発病します。特徴的な症状は、起床後2時間程度以内に起きるミオクロニー発作です。ただ、それだけでは本人も家族もてんかんとは気づかないことが多く、全身強直間代けいれん発作を起こして初めて診断がつく例が大半です。知能面での遅れはなく、9割以上の患者さんは薬で発作を完全に抑えられますが、薬をやめると再発する例が9割程度。きちんと服薬を続けることが不可欠です。

●覚醒時大発作てんかん

朝、起きてから1~2時間の間に全身強直間代けいれん発作を起こすのが特徴です。思春期の発症が多く、睡眠不足で発作が誘発されやすいことが知られています。きちんと服薬すれば発作の抑制は可能なことが多いので、発作の誘発要因を減らしつつ、長期的な服薬を続けます。

症候性部分てんかんとわかったら

年齢を問わずに発症するてんかんで、もともともっていた大脳皮質《だいのうひしつ》の一部にみられる形成異常や、腫瘍、外傷、脳血管障害などが原因で、てんかん発作をくり返すようになります。

症候性部分てんかんは、いずれも治療薬のみでは発作がなかなか止まらないことがありますが、手術で病変を取り去ることで治療できる可能性もあります。

原因となる病変がある部位（脳葉《のうよう》）によって特徴的な発作症状を示しますので、脳葉《のうよう》ごとに、側頭葉《そくとうよう》てんかん、前頭葉《ぜんとうよう》てんかん、頭頂葉《とうちょうよう》てんかん、後頭葉《こうとうよう》てんかん、多葉《たよう》および半球性てんかんの五つに分けて説明します。

●側頭葉てんかん

症候性部分てんかんのなかでもっとも多く、そのうち側頭葉の内側にある海馬に萎縮《いしゅく》がみられる側頭葉てんかん（海馬硬化《かいばこうか》を伴う内側側頭葉《ないそくそくとうよう》てんかん）がその代表です。上腹部の不快感や吐き気、既視感《きしかん》などの単純部分発作がみられるほか、意識が低下する複雑部分発作や、もぞもぞと口や手を動かす自動症を起こしやすいのが特徴です。

薬物療法での発作抑制はむずかしいことが多いのですが、内側側頭葉てんかんは手術療法にもっとも適したてんかんとされています。服薬していてもなかなか発作が減らない場合には、早めに手術ができるかどうか確かめておきましょう。

●前頭葉てんかん

側頭葉てんかんに次いで多くみられます。前頭葉は大脳のなかでも大きな割合を占めており、病変の位置によって運動発作を起こしたり、前頭葉起源の複雑部分発作を起こしたりします。前頭葉起源の複雑部分発作は、側頭葉起源に比べて発作の持続時間が短く、また動きが激しいのが特徴です。

言語野や運動野に近い病変の場合は、手術によって、言語や運動機能を障害せずに発作の原因をすべて除去できるかが課題となります。

●頭頂葉てんかん

症候性部分てんかんの5～6％と少なく、体の一部のしびれ、めまいなど、発作症状がわかりにくく、また脳波の異常も側頭葉などほかの部位に広がって記録されることが多いため、診断がつきにくいことがあります。

手術では、知覚や書字、計算などの脳機能の障害が起こらないよう病変を取りきれるかがポイントです。

●後頭葉てんかん

症候性部分てんかんの10％前後は後頭葉が起源といわれます。後頭葉が司る視覚症状から始まりますが、異常放電の広がり方が早いと、伝播した先の側頭葉や前頭葉の症状のほうが目立ち、後頭葉てんかんと気づかれにくいこともあります。

視覚野の機能をいかに保つかがむずかしいところですが、薬物療法の効果が薄い場合には、やはり手術が検討されます。

●多葉および半球性てんかん

脳の瘢痕《はんこん》や皮質形成異常などの病変が、複数の脳葉（多葉）や片方の脳全体（半球性）に広がっている場合です。てんかん症候群としては、片側けいれん片麻痺てんかんやラスムッセン症候群があります。

片側けいれん片麻痺てんかんは、乳幼児期に片方の半球全体に脳損傷が起こり、片麻痺と難治のてんかん発作を伴うてんかん症候群です。瘢痕化した半球を正常な脳と切り離す手術（半球離断術《はんきゅうりだんじゅつ》→142ページ）により劇的に発作は止まり、その後の発達の改善も期待できます。ラスムッセン症候群は、自己免疫性の機序により片方の脳に慢性進行性の脳炎が起こり、難治のてんかん発作とともにしだいに片麻痺や知的障害が悪化していくてんかん症候群です。免疫療法に加え、適切な時期に半球離断術をおこなうことで、発作の完治と発達の悪化の停止が得られます。

このような病変を切り離す半球離断術や多葉離断術は、最近開発された手術法ですが、乳幼児でも安全に手術ができるようになってきました。

症候性全般てんかんとわかったら

症候性全般てんかんでは、多くの場合、種々の抗てんかん薬を使っても発作が止まらず、脳全体がてんかん性脳症という状態になり、しだいに発達障害が進行することが少なくありません。

ただ、早期治療で発作が抑制できれば発達の遅れを防げることはあります。また、皮質形成異常など脳の一部にある病変が原因で起こることもあり、その場合は症候性部分てんかんと同じように手術で治すことが可能です。

一方、発作が止まらず発達の遅れなどがあったとしても、障害児・障害者を支える社会的なしくみを利用することで、よりよい生活は可能です。いたずらに悲観せず、状況をみながら臨機応変に対応していきましょう。

●ウエスト症候群

くり返し起こるてんかん性スパスムとヒプスアリスミアと呼ばれる特徴的な脳波異常から診断がつけられます。知的障害や運動障害が合併することが多いものの、10～20％は発達面での問題は生じません。発症後、できるだけ早くから治療を始めることが、発達への影響を避けるために重要です。ほかのてんかんと異なり、治療には副腎皮質刺激ホルモン（ACTH）が使われます（↓144ページ）。ただ、発作が完全に消えることは少なく、10～50％がレノックス症候群に移行します。

●レノックス・ガストー症候群（レノックス症候群）

幼児期に発症するてんかんで、知的障害を伴うことが多く、強直発作や脱力発作、非定型欠神発作など発作症状は多彩で、特徴的な全般性の脳波異常がみられます。

最近、レノックス症候群に対してルフィナミド（商品名イノベロン）という抗てんかん薬が、保険適用になりました。突然の脱力転倒発作がある場合は、脳梁離断術という手術で症状の改善（緩和）が期待できます（↓137ページ）。また迷走神経刺激（↓143ページ）で発作の回数を減らすのも選択肢の一つです。

●乳児重症ミオクロニーてんかん（ドラベ症候群）

厳密には部分てんかん、全般てんかんのどちらにも分けがたいとされますが、入浴や発熱で誘発される焦点性あるいは全般性の間代けいれん発作が特徴で、重積・群発傾向があります。1歳頃より、ミオクロニー発作や非定型欠神発作、複雑部分発作が出現し、発達も停滞します。

遺伝子診断で診断が可能で、スチリペントール（商品名ディアコミット）という抗てんかん薬が、最近、保険適用となりました。

てんかんと間違えやすい病気

てんかんの発作症状と現れ方は似ていても、てんかんではない、ということも少なくありません。逆に、精神症状として現れる恐怖感がパニック障害で生じる強い不安感と間違われたり、高齢で発症したてんかんが認知症に間違われたりすることもあります。

熱性けいれんで「要注意の場合」とは

❶ 発症前に神経学的異常もしくは発達遅滞がみられる

❷ けいれんの様子が以下のいずれか１つ以上に当てはまる

□けいれんが全身ではなく、半身または体の一部に生じた

□けいれん発作が 15 ～ 20 分以上続いた

□ 24 時間以内にけいれんをくり返した

❸ 両親やきょうだいにてんかんの患者さんがいる

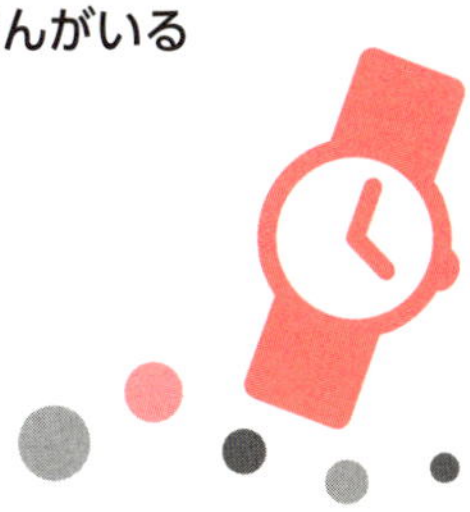

診断を正しくつけておかないと、不必要な治療を続けることになったり、逆に必要な治療を受けられなくなったりしますから、きちんと区別しておくことが必要です

乳幼児、小児の熱性けいれん

子どもは、風邪などで高熱を発したときに、けいれんを起こすことがあります。これまでとくに心配な症状のなかったお子さんが、38度以上の熱が出たときにけいれんを起こし、数分でおさまったという場合には、ほとんどは熱性けいれんと考えられます。

熱性けいれんなら救急搬送するまでもないのですが、けいれんが長く顔色が

悪くなってきたり、発作が止まったあとも意識がぼんやりしたりしているようなら、早めに受診しておきましょう。

半数以上は1回かぎりのことが多く、くり返し起こる場合でも熱性けいれんはてんかん発作とは違うものです。子どもの脳は、大人の脳にくらべて過剰な興奮が起こりやすく、興奮を抑えるしくみも十分に発達していません。成長とともに、発熱にも耐えられるようになり、熱性けいれんは起こらなくなっていきます。

ただし、てんかんのなかには、熱性けいれんから始まるものもあります。初めは発熱時のみに起きていたけいれんが平熱時にも生じるようになったら、「てんかんかもしれない」と考え、改めて受診することが必要です。

将来、てんかんを発症する可能性が高い熱性けいれんには前ページの囲みで示したような特徴がみられます。ただし、当てはまる点が一つもないからといって、「絶対にてんかんにはつながらない」とはいえません。

思春期以降に増える失神

てんかん発作以外に意識を失って倒れてしまう原因として、よくみられるのは失神です。失神は、なんらかの原因で脳へ流れ込む血液が一時的に減るために起こる現象です。意識がなくなるのは長くても一分間程度で、その後、もうろう状態になることもありません。失神発作の際に全身のけいれん発作が起きることがあり、その場合はてんかん発作との区別が難しくなります。意識がなくなる前に顔面蒼白になったり、目の前が真っ暗になったり、吐き気、動悸、冷や汗などがみられるのも、てんかん発作と異なる点です。

失神をまねく原因はさまざまです。血管や心臓の動きにかかわる神経系の働きが一時的に乱れるために起きる神経調節性失神《しんけいちょうせつせいしっしん》は、長時間立ちっぱなしだったときや、排尿・排便のあと、強い痛みや恐怖を感じたとき、首を圧迫されたときなどに起こります。急に姿勢を変えたときに生じやすい起立性低血圧《きりつせいていけつあつ》でも、意識をなくすことがあります。

中高年の人は、心臓疾患や脳血管性疾患などが原因で、急に脳血流が途絶えて失神を起こすこともあるので注意が必要です。

てんかんと合併することもある心因性発作

精神的なストレスから、てんかんによく似た発作が起きることがあります。これを心因性発作といいます。てんかんとはまったく関係ない場合もありますが、てんかんの患者さんが心因性発作を起こすこともあります。本人はわざと発作のまねごとをしているわけではないのですが、心因性発作はだいたい本人にとって都合のよいタイミングで起こり、まわりの人が騒げば騒ぐほど発作がおさまりにくくなるという傾向がみられます。ぼーっと意識を失う複雑部分発作に似た症状であったり、単純部分発作に似て体の一部の動きがコントロールできなくなったり、倒れて手足をふるわせる全身強直間代けいれん発作に似た症状が現れたりと、症状が一定しないのも心因性発作の特徴の一つです。

発作症状のパターンがその時々で違っていたり、発作が不自然に長時間であったり、目を閉じてけいれんするなど、てんかん発作とは少し違うところもあるのですが、見分けが非常につきにくいこともあります。とくに、てんかん発作と合併している場合、どの症状がてんかん発作なのか、心因性発作なのか判断がむずかしい場合が少なくありません。

心因性発作をてんかん発作と見誤ると、本当は必要のない治療薬がどんどん増えてしまうおそれがあります。症状だけで判断がつかない場合には、発作時ビデオ脳波モニタリング検査をおこない、症状と脳波の出方を見比べます。ここまですれば区別は十分に可能です。

その他の原因もありうる

1~2歳の子どもは、激しく泣いたあと呼吸が止まり、全身がけいれんすることがあります。泣き寝入りひきつけ（憤怒《ふんど》けいれん）と呼ばれますが、てんかんではなく成長とともに自然に治っていきますので、特別な治療は必要ありません。

また大人では、急に眠り込んでしまうナルコレプシーという睡眠障害や、飲酒後、アルコールが血液中から抜ける際（「アルコール離脱《りだつ》」といいます）に起こる全身けいれん発作、運動などで誘発されるジスキネジアと呼ばれる不随意運動なども、てんかん発作と見分ける必要があります。

てんかんの診療機関

さて、心配な症状があれば、まずは身近な医療機関へとお話ししました。具体的には、乳幼児期から小学生くらいまでの子どもなら小児科へ、中学生以上になってから初めて受診するなら神経内科、脳神経外科、精神科などがよいでしょう。半数以上の患者さんは、身近な医療機関で診断を受け、治療を始めることで発作の抑制は可能です。

問題は治療を始めても、なかなか発作が止まらないという場合です。治療前と変わらない、または少しは減ったがゼロにはならないという人は、より専門的な診療をおこなえる医療機関を訪ねるのが得策です。

診療していても専門外!?

目の病気なら眼科、耳や鼻なら耳鼻咽喉科――だとしたら、脳の病気であるてんかんは「脳の診療をおこなう診療科」が専門のように思えますね。脳にかかわる診療科といえば、神経内科（脳神経内科）、脳神経外科（脳外科）、精神科（精神神経科、心療内科）などがあります。実際、思春期以降に発症したてんかんの患者さんは、いずれかの診療科で治療を受けている人が多いでしょう。ただ、これらの診療科なら、どこでもてんかんに詳しい医師がいるのかといえば、残念ながらそうではありません。じつは、「大人のてんかんをどこで診療するか」は、日本ではいまだ解決されていない問題なのです。

てんかんを精神疾患としてとらえていた時代には精神科が主な診療先だったのが、その後、脳神経外科の医師が救急などでてんかんを診るようになり、さらに最後に専門医制度ができた神経内科も、てんかんの診療をするようになったというのが日本の現状です。こうした経緯から、てんかんの診療をおこなっていても「この患者さんはうちの科の専門ではない」という思いをもっている医師も少なくないのです。

最近は神経内科医を目指す人に向けて、てんかんの脳波の見方、治療ガイドラインを使った教育なども進められるようになってきています。しかし、まだまだ十分とはいえません。

少ないが「てんかんの専門医」はいる

てんかんに詳しい医師かどうかの目安の一つとなるのが、日本てんかん学会が認定している「てんかん専門医」の資格です。日本てんかん学会は、てんかん診療に携わり、てんかんという病気に興味をもって積極的に取り組んでいこうとする医師の集まりです。

しかし、ここにも問題があります。学会が認定した専門医は日本全国で500人ほどしかいません。このうち約半数は小児科医ですので、思春期以降に発症した大人のてんかん患者さんを診られる専門医は250人程度ということになります。当然、てんかんを専門とする医師のもとには患者さんが集中しがちです。しかし、数十万人に及ぶ大人のてんかん患者さんをすべて専門医が診られるわけもありません。

三段階のネットワークが理想

日本のてんかん診療体制は問題だらけのようですが、「てんかん診療ネットワーク」というサイト（http://www.ecn-japan.com/）があり、ここには地域でどの病院やクリニックがてんかんの専門診療をしているのか、そのリストが掲載されています。じつはこのサイトは、数年前に私が代表をしていた厚生労働省の研究班が、日本医師会と日本てんかん学会の共同調査をもとに作ったものです。

地域の一般の医師による診療を一次診療とすると、より専門的な神経系の専門医がおこなう診療が二次診療、てんかん専門医がおこなう専門診療が三次診療ということになります。このサイトでは、地域ごとにてんかんの二次診療、三次診療が受けられる施設が検索できますので、リストを参考にして患者さん自身が医療機関をうまく使い分けていただけるとありがたいと思います。

「ほかの医師の診察を受けたいというのは失礼ではないか」と心配する人もいるかもしれません。しかし、「二度手術が可能かどうか、話を聞いてみたい」などと申し出れば、気を悪くする医師はいないでしょう。

「話を聞く」というのは、ごまかしでもなんでもありません。分業制で、それぞれの医療機関の持ち味を十分にいかしていこうというのがシステムの理念です。多くのてんかんは的確な治療方針が定まれば、遠くの混雑した専門機関に通い続けなくても十分に発作のコントロールは可能です。近くの医療機関で安心して治療を続けられるのですから、患者さんにとってもメリットは大きいはずです。

てんかん診療の連携モデル

●一次診療

身近な地域の医療機関で基本的な診療は受けられる。診断がつけば治療開始。なんらかの問題があって二次、三次診療を受けても、診断・治療方針がはっきりすれば再び戻れる

⇩⇧

●二次診療

神経学専門医（または同等の医師）のもとでは、下記の診療が受けられる。

１）てんかんの診断と薬物治療

２）脳波及びＭＲＩによる診断 *

⇩⇧

●三次診療

治療しても発作がおさまらない場合には、てんかん専門医（または同等の医師）による診断の再確認、薬物療法以外の治療法の検討、実施を求める

１）発作時ビデオ脳波モニタリングによる診断

２）てんかんの外科治療 *

３）複数の診療科による集学的治療 *

* は関連施設でおこなわれることもある

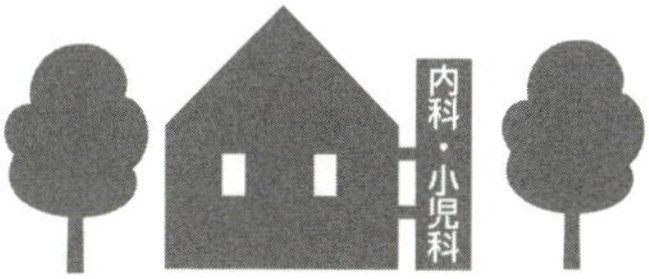

てんかんの合併症

てんかん発作をくり返している患者さんは、ほかにも病気や障害をもっていることがあります。てんかんは脳の病気ですので、「てんかんの合併症《がっぺいしょう》」といえるのは基本的には脳の病気や脳機能面での障害です。比較的多くみられるものについて、ここでみておきましょう。

知的障害・発達障害

乳幼児期に発症するてんかん性脳症は、知的障害を伴うことが少なくありません。もともと脳になんらかの障害があり、そのためにてんかん発作がくり返されたり、知的発達面での遅れが生じたりすることが多いのです。

てんかん発作は脳の負担になるため、止められるに越したことはないのですが、もともとの障害が重い場合、発作の完全な抑制はむずかしいこともあります。てんかん発作はある程度、起きることを前提にしたうえで、福祉制度なども利用しながら暮らしやすさを整えていきましょう。

また、てんかん性脳症にかぎらず、子どもにみられるてんかんは自閉症《じへいしょう》やADHD《エーディーエイチディー》（注《ちゅう》意欠如《いけつじょ》・多動性障害《たどうせいしょうがい》）などの発達障害との合併も少なくありません。とくに自閉症は1

〜4割程度にてんかんが合併するとされています。知的障害のないADHDの場合でも、5%にてんかんの合併がみられるという報告もあります。てんかん発作が抑制されることで、情緒の安定や多動症状の改善がはかられることもありますので、てんかんの治療をしっかり受けておくことが大切です。

高次脳機能障害（こうじのうきのうしょうがい）

脳は領域ごとに異なる働きをしていますが、それぞれの領域で得た情報を統合し、複雑な行動に結びつけるのもまた脳の働きです。これを高次脳機能といっています。てんかん発作によって脳の働きが乱れ、高次脳機能の働きが障害されることもあります。たとえば、てんかん発作の表れとして既視感《きしかん》、未視感《みしかん》が生じることがありますが、これは目や耳を通してつかんだ現在の情報と、記憶の照らし合わせに混乱が起きているからといえます。

このような発作時に起きる一時的な障害だけでなく、発作が度重なることで記憶障害が進んでいくことがあります。たとえば海馬硬化《かいばこうか》を伴う側頭葉《そくとうよう》てんかんでは、発作が長引くと海馬の障害が進むおそれがあります。海馬は記憶に関して重要な働きをしていますので、ここが障害を受けると回復しにくい記憶障害が残る可能性があります。

また、てんかんの患者さんにはこだわりの強さがみられることがありますが、これは、注意の切り替え機能がうまく働かなくなっていることの表れともいえます。

ただ、いずれも発作が抑制されれば防げる可能性もありますので、障害が残ることを心配するより、まずは発作を止めるための治療を始め、しっかり続けていきましょう。

気分障害・不安障害

不安、恐怖感などの精神症状は、てんかん発作の一つとして現れることもありますが、発作がないときでも、てんかんの患者さんには抑《よく》うつ傾向がみられたり、強い不安をかかえたりしていることがあります。とくに側頭葉は情動にかかわる部位ですので、側頭葉てんかんの人には起こりやすい症状です。

しかし、いつ発作が起きるかわからないという状態が続いていれば、「また発作が起きるのではないか」と不安に思うのも当然でしょう。まずはてんかん発作を良好にコントロールしていくことが重要です。

脳血管障害・認知症

脳血管障害や認知症、とくにアルツハイマー病は、高齢になってからてんかん発作が起きるようになったという患者さんに多くみられます。

高齢になってから発症する症候性部分てんかんは、けいれんを伴わない目立たない発作が多いのが特徴です。とくに複雑部分発作は連発する場合（非けいれん性てんかん重積）、てんかんの発作とは気づかれず、認知症と間違われる場合もあります。

高齢者の場合、少量の薬で効果を発揮することも多いため、正しい診断が受けられれば、てんかん発作は効果的に抑制される可能性があります。てんかん発作が抑制されれば生活の質が上がる可能性も高いので、まずは「てんかんかもしれない」と気づくこと、そうした気づきを正しい診断につなげていくことが大切です。

「てんかん」はじめて物語 後編

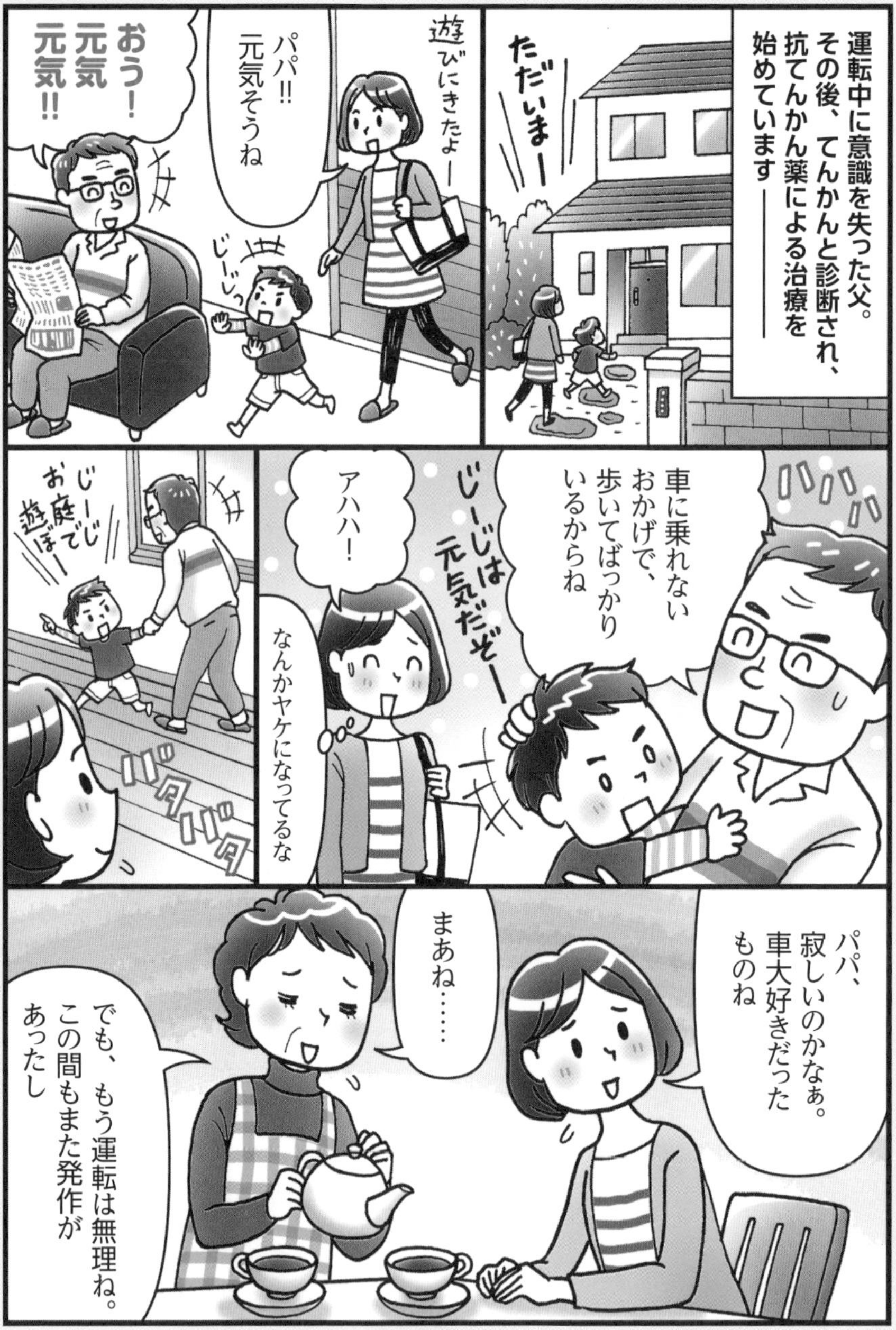

運転中に意識を失った父。その後、てんかんと診断され、抗てんかん薬による治療を始めています――
ただいまー
遊びにきたよー
パパ!! 元気そうね
おう！元気元気!!
じーじっ
車に乗れないおかげで、歩いてばっかりいるからね
じーじは元気だぞー
アハハ！
なんかヤケになってるな
じーじお庭で遊ぼー
バタバタ
パパ、寂しいのかなぁ。車大好きだったものね
まあね……
でも、もう運転は無理ね。この間もまた発作があったし

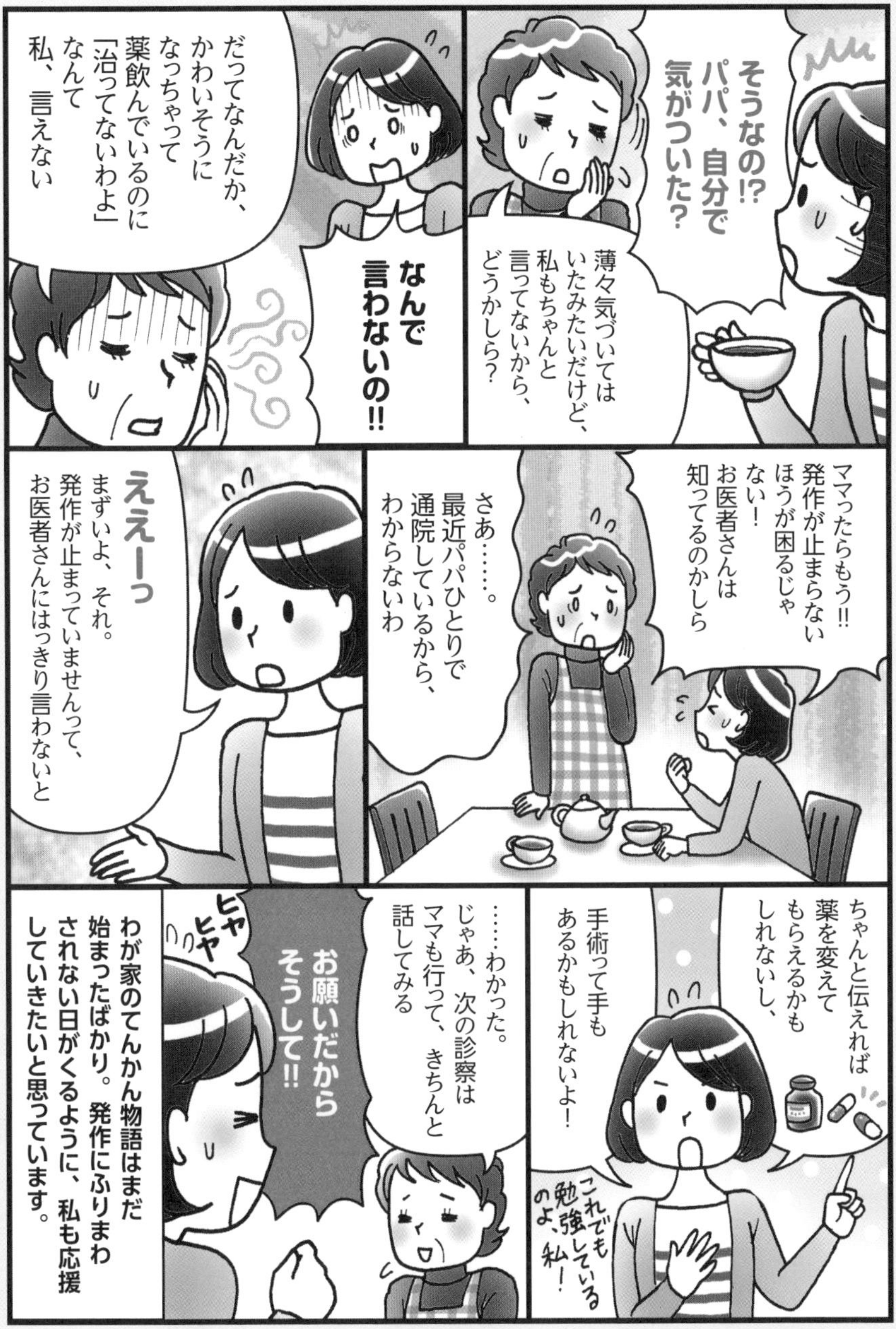
そうなの!? パパ、自分で気がついた?
薄々気づいてはいたみたいだけど、私もちゃんと言ってないから、どうかしら?
なんで言わないの!!
だってなんだか、かわいそうになっちゃって薬飲んでいるのに「治ってないわよ」なんて私、言えない
ママったらもう!! 発作が止まらないほうが困るじゃない! お医者さんは知ってるのかしら
さあ……。最近パパひとりで通院しているから、わからないわ
えぇーっ
まずいよ、それ。発作が止まっていませんって、お医者さんにはっきり言わないと
ちゃんと伝えれば薬を変えてもらえるかもしれないし、
手術って手もあるかもしれないよ!
これでも勉強しているのよ、私!
……わかった。じゃあ、次の診察はママも行って、きちんと話してみる
お願いだからそうして!!
ヒヤヒヤ
わが家のてんかん物語はまだ始まったばかり。発作にふりまわされない日がくるように、私も応援していきたいと思っています。

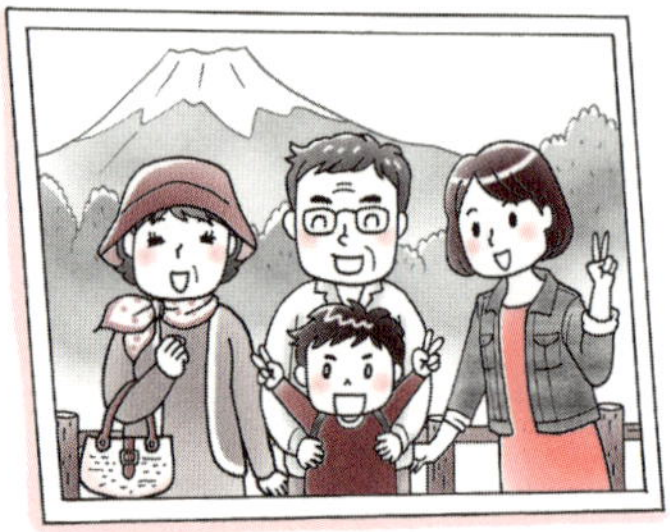

tenkan ga kowakunakunaru hon

第4章

てんかんの治療

治療方針

てんかんの治療は、てんかん発作が起こらないようにすることを目的に進められます。治療のしやすさ、つまり治療によって実際にてんかん発作が起きなくなる可能性の高さは、発症した年齢やてんかんの種類および原因によって異なりますが、薬物療法を中心に、場合によっては手術も検討しながら、発作のない状態をできるかぎり長く保つことを目指します。

治療開始は原則2回目の発作から

てんかん発作を抑えるための薬は、まとめて抗《こう》てんかん薬といいます。抗てんかん薬の服用は、2回目の発作が起き、てんかんの診断がはっきりついた段階で始めるのが基本とされてきました。というのも、初回の発作後5年間で再発する確率はおよそ40~50%と、意外に低いことがわかっているからです。

要するに2人に1人はなにも治療しなくても、とりあえず数年間は発作を起こす可能性は低いということです。しかし2回目の発作が起こった場合は、3回目以降の発作が起こる確率は高く、4年間でおよそ60~90%とされています。2回目の発作が起きた場合には、無治療のままでは発作をくり返す可能性が高くなりますので、てんかんなのかどうか、原因はなにか、どういうタイプのてんかんなのかを診断したうえで、適切な薬物療法を始めたほうがよいでしょう。

ただ、発作のくり返しがある場合、60～70％は初回の発作から半年以内に2回目が起きるという報告もあります。また、てんかんはさまざまな原因で起こるため、場合によってはこの「服薬開始は2回目の発作から」という原則が当てはまらず、初回の発作から治療を開始したほうよいこともあります。

1回目の発作で治療を始めることもある

2回目の発作を待たずに治療を始めるのは、「今後も発作をくり返す可能性が高い」と考えられる場合です。たとえば明らかなてんかん性脳波異常がある、家族にてんかんの患者さんがいる、脳にてんかんの原因となる病変がある、などの場合には、再発の危険性が高いとされています。また、高齢になってから発症した場合も、再発率が66～90％と高めです。こうした要因をかかえていれば、1回目の発作のあとに治療を始めたほうがよいとされています。

また、「初回の発作」と思っていても、じつはすでに何回目かの発作であったということもあります。大きな発作を起こして初めて受診した患者さんでも、本人や家族からよく話を聞くうちに、じつは以前から意識を失う発作をくり返していたとか、ミオクロニー発作がみられたなどということが判明することもあります。その場合、受診時にはすでに2回目以降の発作ということになりますので、診断を明らかにしたうえで治療を開始します。

患者さん自身の納得が必要

てんかんの治療は、抗てんかん薬の服用を中心に進められます。1日1〜3回の服薬を短くても2年、場合によっては生涯にわたって続けることになりますので、それなりの覚悟が必要です。

しかし、「自分はてんかんである」ということを、すんなり受け入れられる人ばかりではありません。今までなんの問題もなかったのに、まれに発作が起きるというだけでなぜ毎日薬を飲まなければならないのかという思いをかかえたまま、きちんと服薬を続けるのはなかなか困難です。初回の発作から治療を始めるのは、患者さんの気持ちから考えても積極的にすすめにくいといえます。

飲んだり飲まなかったりでは意味がないのが抗てんかん薬の特徴です。血中濃度が一定に保たれて、始めて発作を抑制する効果が得られるのであり、不規則な服薬ではまったく意味がないばかりか、かえって病気を治りにくいものにしていくおそれもあります。

ですから、治療を始めると決めたなら、患者さん自身が自分の病気をよく学び、服薬の意義をきちんと理解しておくことがとても重要です。大人の患者さんはもちろん、親が服薬管理をしている子どもの患者さんであっても、それは同じです。とくに本人が自覚しにくい意識を失うタイプの発作の場合、何回発作が起きても、患者さん自身は「自分は治療が必要な状態である」と納得しにくいことがあります。「あなたのてんかんは、こういう特徴がある」ということを、経過の見通しを含めて、身近な人々がしっかり伝えていくことも重要です。

どんな病気でもいえることでしょうが、患者さん本人はまわりの人の過剰な心配やいたわりに居心地悪さを感じたり、自分の病気を認めたくない、否定したいという気持ちをもったりすることはあるものです。頭ごなしに服薬を強いるのではなく、患者さんの気持ちに寄り添いながら、冷静に治療方法を探り、続けていけるように支えていきましょう。

外科的治療の可能性も同時に探る

抗てんかん薬の服用を続けることで、多くの患者さんは発作が抑制されます。けれど、脳に存在する明らかな病変が原因と考えられる場合、とくに子どもでは、早い段階で手術を受けたほうがよいこともあります。

治療の基本は薬物療法ですが、薬が効きにくいタイプであると予想される場合には、「薬だけでコントロールしよう」とがんばるのではなく、同時並行で手術療法についても検討しておきましょう。手術については、のちほど改めてお話しします。

薬物療法の進め方

抗てんかん薬は脳の神経細胞の過剰な興奮を抑え、異常放電を起こしにくくすることで、てんかん発作を防ぐ薬です。過剰な興奮を抑えるといっても、どのような作用をもつかは薬によって異なります。さまざまな種類の抗てんかん薬のなかから、もっとも効果的で、副作用も少ない薬を使いながら、発作の抑制を目指します。

脳の興奮を抑える「抗てんかん薬」を使う

抗てんかん薬として用いられる薬には、さまざまな種類があります。大きく分ければ、神経細胞の興奮を鎮める薬と、神経細胞の興奮を抑える抑制系の働きを強化する薬に分けられますが、興奮の鎮め方、抑制系の増強のしかたは、それぞれの薬によって異なります。

てんかんの治療薬として認可されている薬は、十数種類にのぼります。そのなかから基本的には1剤を選び、服用を続けます。ぴたりと合う薬を使えば1剤で半数近くの患者さんは発作を起こさなくなります。

薬をたくさん使えば、それだけ効果も高いのではないかと思うかもしれませんが、ある種の薬は、別の薬の作用を強めたり逆に弱めたりする作用を示すことがあります。こうした働きを相互作用といいます。抗てんかん薬の多くは相互作用をもつため、飲み合わせが非常にむずかしいのです。基本的には長く使う薬ですから、副作用を最小限にするためにも薬の種類や量は必要以上に増やすべきではありません。

そうはいっても1剤では十分な効果を得られなかったり、副作用が強く出すぎて続けられなかったりすることがあります。効果が不十分なようならもう1剤、先に飲み始めた薬とは異なる作用をもつ薬を追加、体質的に合わないと判断されれば別の種類の薬に変更し、服薬を続けます。1～2剤の使用で6割ほどの患者さんは発作が抑制されます。

それでも発作がおさまらない場合、わずかではありますが3剤目の追加で効果を得られることはあります。しかしそれ以上は、薬の種類を増やしても発作が消失する可能性は数パーセントにとどまるとされています。後述するように、「難治てんかん」として改めて診断・治療方針を見直す必要があります。

発作のタイプに合わせた適切な薬を探す

十数種類に及ぶ抗てんかん薬のなかから、最初の1剤として用いることがすすめられる薬を第一選択薬といいます。どの薬を第一選択薬とすべきかは、部分発作を起こす部分てんかんなのか、全般発作を起こす全般てんかんなのか、てんかん症候群としてはなにに当たるかなど、てんかんのタイプによって異なります。どの薬を用いるかは日本神経学会による『てんかん治療ガイドライン』などが参考になります。

ガイドラインでは部分てんかんにはカルバマゼピン（商品名テグレトールなど）が、全般てんかんにはバルプロ酸（商品名デパケンなど）が第一選択薬とされています。カルバマゼピンは、成人の部分てんかんにはバルプロ酸よりよく効きますが、全般てんかんに使うと症状を悪化させることもあります。だからこそ発作のタイプの見分けが重要なのです。近年は、新規抗てんかん薬といわれる新しい薬を初めから使う例も増えていますが、その場合でも発作のタイプ分けは必要です。

副作用は大きく三つに分けられる

どんな薬でも、長く飲み続けるとなると気になるのが副作用のことでしょう。抗てんかん薬の副作用には、服用を開始して間もない時期に起きるアレルギー反応が関係する薬疹《やくしん》などの症状と、量が増えるにしたがって出やすくなる神経系の抑制症状、そして長期服用に伴う副作用があります。ただし、薬の種類によって副作用の出やすさ、現れ方には少し違いがありますし、すべての人に起きるわけでもありません。

アレルギー反応がかかわる薬疹は、ごくまれに重症化することがあります。重症化すると命の危険もありますが、少しずつ、ゆっくり薬の量を増やしていくこと、薬疹が出た場合、原因となっている薬は中止して別の薬に変更することで、危険な事態は避けられます。服薬開始後、皮膚の広い範囲が赤くなる、目の充血やくちびるのただれなどの粘膜の異常、38度以上の高熱、リンパ節の腫れなどの症状がみられたら、すぐに医師に相談してください。皮膚《ひふ》粘膜眼症候群《ねんまくがんしょうこうぐん》（スティーブンス・ジョンソン症候群）や薬剤性過敏症症候群など、重篤な状態になる可能性があります。

これらのアレルギー性の副作用が生じていないかは、血液検査で薬剤によるリンパ球刺激試験（ＤＬＳＴ）をおこなうことで確認できます。アレルギー反応による副作用は投与開始1～2週間、遅くとも2～3ヵ月以内に生じるので、投与開始初期には十分に注意が必要です。

薬の量と関係する副作用は、用量《ようりょう》依存性《いぞんせい》の副作用といい、眠気、ふらつき、めまい、吐き気、精神症状（抑うつ、イライラ）などがあります。神経細胞の過剰な興奮を抑えるために服薬するのですから、神経系の働きを抑制する作用は、副作用というより本来の作用で、どんな種類の薬でも量を増やしすぎれば起きてくる症状です。

長期服用に伴う副作用としては、体重のいちじるしい増減、多毛《たもう》・脱毛《だつもう》、尿路結石《にょうろけっせき》、小《しょう》脳萎縮《のういしゅく》、歯肉《しにく》増殖、骨粗《こっそ》しょう症などがあります。また薬の種類により、腎機能や肝機能の障害、心電図異常、血液異常、甲状腺機能低下《こうじょうせんきのうていか》などさまざまな副作用が起こる可能性がありますので、抗てんかん薬を服薬している間は定期的な検査を受けることが必要です。

適切な量の決め方

抗てんかん薬は、1日1~3回、毎日服用を続けるのが基本です。少量から始め、ゆっくり少しずつ薬の量を増やしながら体を慣らしていきます。服薬を始めてもすぐには発作が止まらない場合もありますが、初めから十分な量を使おうとすると副作用が出やすくなることが多いため、増量は時間をかけてゆっくり進める必要があるのです。

服用した抗てんかん薬の成分は血液中に溶け込み、脳にも届きます。一定の血中濃度《けっちゅうのうど》に達し、その状態が維持できれば、神経細胞が過剰に興奮しないようなだめ続けてくれるため、発作が抑制された状態が続くと期待できます。一方で、薬の血中濃度が高すぎると用量依存性の副作用が生じやすくなります。つまり、発作は起きなくなったけれど日常生活に差

薬の血中濃度の変化の模式図

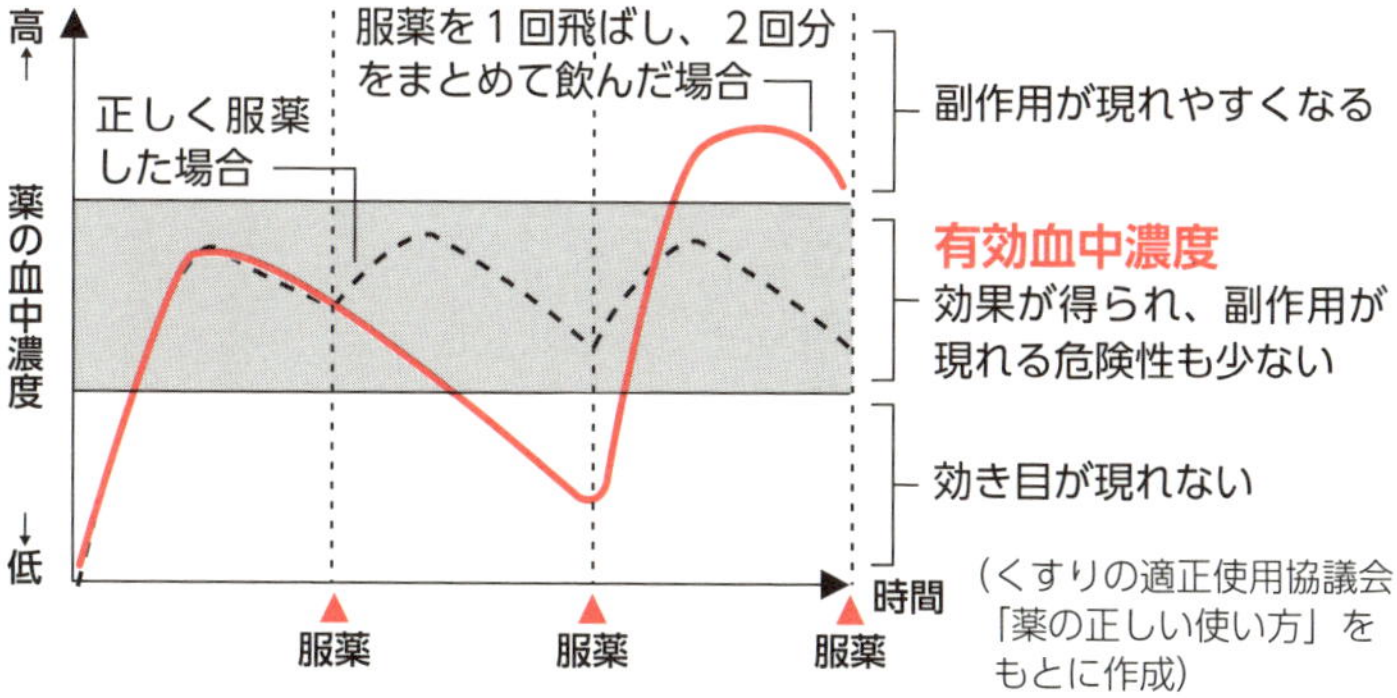

（くすりの適正使用協議会「薬の正しい使い方」をもとに作成）

し支えるほどの眠気やふらつきに悩まされる、などということになりかねないわけです。ですから、適切な薬の量というのは、発作を起こすような過剰な興奮は抑えるけれど、日常的な活動には差し支えない程度の血中濃度（この範囲を有効血中濃度といいます）を保てる量、ということになります。そのため、抗てんかん薬を使って治療を始めたら、定期的に血中濃度を測定し、薬の効果の判定や副作用のチェックに役立てていきます。

ただし、薬の量が適切かどうかは、服薬によって発作が止まったか、副作用がないかという患者さん自身の変化がいちばんの判断基準になります。

有効血中濃度はそれぞれの薬によって異なりますが、同じ種類の薬でも人によって多少の違いがあります。発作が止まらない、あるいは副作用が強いなどというときには、医師にきちんと伝え、薬の量の調整や種類の変更などを考えてもらいましょう。

抗てんかん薬の種類

抗てんかん薬は、100年以上前に登場したものから、ここ10年ほどの間に使えるようになったものまで、さまざまなタイプがあります。現在、日本でてんかんの治療薬として認可されている薬は二十種類ほどにのぼりますが、実際に多用されているのは数種類に絞られます。

新しい抗てんかん薬の登場

ここ十数年の間に続々と登場してきた新規抗てんかん薬は、2剤目以降の併用薬として使う場合のみ保険適用が認められるという制約がありましたが、ラモトリギン（商品名ラミクタール）は2014年に、レベチラセタム（商品名イーケプラ）は2015年に、成人の患者さんに対しては単剤での使用も保険適用可能となったことで、第一選択薬の選択肢は広がったといえます。

新規抗てんかん薬であるラモトリギンやレベチラセタムと、従来からの第一選択薬であるカルバマゼピン、バルプロ酸との違いは、より副作用が少ないという点にあります。ただし、新規抗てんかん薬は従来の薬にくらべて値段が高額です。経済的負担を考慮すれば、必ずしも初めから新薬にしなくてもよいでしょう。カルバマゼピン、あるいはバルプロ酸の服用を始めてから3ヵ月程度でぴたっと発作が止まっているのなら、あえて新薬に切り替えなくてもかまいません。副作用が気になるということで新規抗てんかん薬に切り替えたものの、あまり効かずにもとの薬に戻すということもあります。なにがなんでも新しい薬ということではなく、それぞれの患者さんにとって最適な薬を使い続けることが大切です。

なお適応が小児期に起こる希少難治てんかんに限られますが、レノックス・ガストー症候群に対するルフィナミド（商品名イノベロン）や、ドラベ症候群に対するスチリペントール（商品名ディアコミット）も手に入るようになりました。そのほか、2016年には、全身けいれん発作に効果があり、作用時間が長く1日1回の使用でよいペランパネル（商品名フィコンパ）が発売となりました。また、ビガバトリン製剤（商品名サブリル）は視《し》野狭窄《やきょうさく》などの副作用のため、一時使用できませんでしたが、点頭てんかん（ウエスト症候群）に対して、登録医によるより厳格な管理のもとでのみ使用が認められるようになっています。部分てんかんの併用療法では、ラコサミド（商品名ビムパット）も承認されました。このように治療薬の選択肢はより広がってきています。

主な抗てんかん薬の特徴と副作用

よく使われる抗てんかん薬には次のようなものがあります。

●カルバマゼピン（CBZ）――商品名テグレトール　など

カルバマゼピンは部分てんかんの第一選択薬で、もっとも頻繁に使われる代表的な抗てんかん薬の一つです。特発性全般てんかんに使った場合、欠神発作やミオクロニー発作を逆に悪化させることがあるので、この薬を使う際にはどのようなてんかんなのか見当をつけておくことが必要です。

たいへんすぐれた薬ではあるのですが、体質により使い始めの時期に薬疹などのアレルギー反応が起こりやすいという問題があります。万が一、重症化するとスティーブンス・ジョンソン症候群などの重篤な状態になり、緊急に入院して治療が必要となる場合があるのです。また、血中濃度が高くなるとめまい、ふらつきが起きてきます。とくに開始時に起こりやすいのが特徴ですが、1週間くらいすると肝臓で分解酵素が増えて血中濃度が下がり、多くの場合、気にならなくなります。

なお、長期にわたって使い続けた場合、血中ナトリウムの低下、血液中の赤血球や白血球、血小板も少なくなる汎血球減少《はんけっきゅうげんしょう》、肝機能異常、徐脈《じょみゃく》や房室《ぼうしつ》ブロックなどの心電図異常などが起こることがあります。

●バルプロ酸（ＶＰＡ）――商品名デパケン、セレニカ　など

全般てんかんの第一選択薬で、全身強直間代《ぜんしんきょうちょくかんたい》けいれん発作、欠神発作、ミオクローヌスなどの全般発作によく効きます。カルバマゼピンに比べ投与初期の副作用が出にくいことから、以前はてんかんならなんでもバルプロ酸を処方する医師もいましたが、部分てんかんに対する効果は劣ります。

血中濃度が高いと吐き気、振戦《しんせん》（ふるえ）が起こりますが、薬の量を減らすことで対処可能です。長期使用では、体重増加、脱毛、肝機能異常、高アンモニア血症、急性膵炎《きゅうせいすいえん》、腎障害《じんしょうがい》なども起こりえます。

近年、服用している女性が妊娠した場合の胎児への影響が問題視されていますが、特発性全般てんかんに対する効果はすぐれており、さまざまな新規抗てんかん薬を試しても発作が抑えられず、結局バルプロ酸に戻る患者さんがいるのも事実です。

●ラモトリギン（LTG）――商品名ラミクタール

部分てんかんでも全般てんかん薬でも第一選択薬として使うことが可能ですし、2剤目の薬として使われることもあります。軽いうつ症状を改善する効果もあり、合う人にはとても評判がよい薬です。

副作用が出にくく、服用を続けていると気分が安定してくることもあって途中で中止する人は少ないのですが、使い方、とくに使い始めが非常にむずかしい薬でもあります。いちばんの問題は薬疹《やくしん》です。増量のしかたが不適切だと重症化しやすいため、ごく少量から始め、時間をかけて適切な量まで増やしていきます。開始後2ヵ月程度は、皮膚の発疹《ほっしん》や発熱、リンパ節《せつ》の腫れなどがないか、よく注意します。とくにバルプロ酸と併用しているときや、子どもの患者さんの場合は細心の注意が必要です。「これは？」と思うような徴候があれば、すぐに中止しなければなりません。

●レベチラセタム（LEV）――商品名イーケプラ

二次性全般化発作を含む部分発作に対し第一選択薬として使うことが可能で、また全身強直間代けいれん発作に対する併用薬としても用いられます。ほかの薬との相互作用が少ないため、高齢者など何種類も薬を飲んでいる人でも使いやすい薬です。

服薬開始から短期間で適切な量まで増やせるとされていますが、眠気、イライラ感、攻撃性が出てくることもあります。その際は減量や中止で対処できます。また腎臓から排出される薬ですので、腎機能低下がある患者さんには用量を少なめに調整することが必要です。

●クロバザム（CLB）——商品名マイスタン
●クロナゼパム（CZP）——商品名リボトリール、ランドセン

両者とも鎮静作用《ちんせいさよう》をもつベンゾジアゼピン系の薬で、基本的に2剤目以降の薬として他の抗てんかん薬と併用して使われます。どちらも部分発作および全般発作ともに有効で、とくにクロバザムはさまざまなタイプの発作に効きます。

眠気以外には初期投与の際の副作用が少なく使いやすい薬ですが、長期的には、ベンゾジアゼピン系薬物が一般的にもつ効果耐性《こうかたいせい》（効果が徐々に薄れていく「慣れ」の現象）が問題となります。また急激な減薬はけいれん発作などの離脱症状《りだつしょうじょう》を誘発する危険がありますので、投与を中止する場合には、徐々に減量する注意が必要です。

●ゾニサミド（ZNS）――商品名エクセグラン

●トピラマート（TPM）――商品名トピナ

発作のタイプにかかわらず強い抑制力があり、部分てんかんでも全般てんかんでも2剤目以降の薬として使われます。

どちらの薬も発汗《はっかん》を抑制するので、夏には体を冷やすなどの熱中症対策が必要となります。また、服薬中は体が酸性に傾き、尿路結石《にょうろけっせき》ができやすくなります。眠気や食欲低下も起こりやすく、とくにトピラマートは体重減少を起こしやすい特徴があります。

なお、ゾニサミドは幻聴や妄想などの精神症状が出ることがあり、統合失調症の合併と間違われることがあるので注意が必要です。服薬によって現れた精神症状に対して向精神薬は必要なく、通常ゾニサミドの減量または中止のみで改善します。

●ガバペンチン（GBP）――商品名ガバペン

部分てんかんの2剤目以降に使う薬です。眠気以外には副作用は少なく、ほかの薬との相互作用も少ないため、併用薬として重宝されています。

ただし、欠神発作《けっしんほっさ》やミオクロニー発作を悪化させることがあるので注意が必要です。また腎臓から排出される薬ですので、腎機能の悪い患者さんでは投与量を少なめに調節する必要があります。長く使うと体重増加が起こりやすくなります。

●エトスクシミド（ESM）――商品名ザロンチン

子どもの欠神発作にはバルプロ酸とともによく用いられる薬です。使い始めの薬疹に注意しましょう。成人にはあまり用いられません。

●フェノバルビタール（PB）――商品名フェノバール

●フェニトイン（PHT）――商品名アレビアチン、ヒダントール

どちらも開発されたのは20世紀の初めという非常に古い薬です。長年使っていて、「副作用はないし自分には合っている」という患者さんは、あえて新しい薬に変える必要はないでしょう。薬を変えることで、せっかく止まっていた発作が再発することもあるかもしれません。また新しい薬で発作が止まらない場合、このような旧薬を試してみることも有用です。

ただし、長く使う場合、副作用に注意が必要で、フェニトインでは歯肉炎、小脳《しょうのう》萎《い》縮《しゅく》、骨《こつ》粗《そ》しょう症などが生じやすくなったりします。

服薬についての注意点

服薬期間は、てんかんのタイプによって異なります。たとえ生涯にわたる服薬になるとしても、限られた種類の適切な薬を、発作の抑制に必要な最小の量だけ使うようにしていれば、長期的に大きな問題になるような副作用が起きる心配も少ないといえます。まずは発作が起きない期間を長く保つことを目指していきましょう。

規則正しく飲む

適切な種類、適切な量の薬を規則的に飲み続けることで、多くの患者さんは発作が起きなくなります。患者さん自身の取り組みとして、ぜひしっかり続けていただきたいのが「きちんと薬を飲む」ということです。

服用した薬の成分は徐々に肝臓で代謝され腎臓を通して体の外に排泄されていきます。決まったタイミングで次の薬を服用しないと薬の血中濃度は下がってしまい、異常放電が起きないようガードする役割が果たせなくなります。「服薬していても発作がいっこうに減らない」という患者さんのなかには、じつは薬を飲んだり飲まなかったりと、非常に不規則な服薬になっている人が少なくありません。

1回分の薬を小分けして入れておくピルケースや、スマートフォン、携帯電話などのアラーム機能を利用するなど、飲み忘れを防ぐ工夫もしていきましょう。

飲み合わせに注意する

抗てんかん薬の多くは、ほかの薬の作用に影響を受けたり、逆に影響を与えたりします。抗てんかん薬どうしにかぎらず、ほかの病気で服用している薬との相互作用もありますので、常用している薬との飲み合わせについては医師や薬剤師に相談が必要です。とくに高齢の患者さんは、たくさんの薬を飲んでいる人も多いでしょう。てんかんの治療を始めるときにはいつも飲んでいる薬をすべて持参して、飲み合わせを調べてもらうようにしましょう。

市販薬やサプリメントなどについても、服用を考えているときは、あらかじめ医師や薬剤師に相談しておきましょう。

薬ではありませんが、グレープフルーツジュースには注意が必要です。カルバマゼピンなどの服用前後に飲むと、薬の血中濃度を急上昇させてしまいます。薬は水で飲むのは当然のこととして、その前後にもグレープフルーツジュースは飲まないようにしてください。

妊娠・出産を希望するとき

女性の患者さんの場合、子どもでも将来的には妊娠・出産の機会もあるでしょう。抗てんかん薬にかぎらず、妊娠する可能性のある女性は、生まれてくる赤ちゃんに影響しないよう、アルコールや薬はなるべく飲まないにこしたことはありません。抗てんかん薬のなかには、妊娠初期の胎児の発達に悪影響があるものがあります。よく使われる薬のなかでは、バルプロ酸がその代表です。おなかの赤ちゃんが先天的な形態異常をもつ可能性が高い、生まれた子の知能指数が低めになる傾向がある、という論文が発表されているからです。

そうはいっても、バルプロ酸しか効かない特発性てんかんの患者さんもいらっしゃいます。おなかの赤ちゃんへの影響が心配されるのは1日1000mg以上のバルプロ酸を服用している場合です。1日400mg以下なら、薬そのものの影響はまずないと考えてよいでしょう。

妊娠前からしっかり治療を続け、単剤・低用量の薬で発作が抑制できていれば、治療薬の影響を心配することはありません。逆にいうと、発作が十分にコントロールされず、何種類もの薬を併用していたり、薬の量が非常に多かったりする状態であれば、経口避妊薬《けいこうひにんやく》を使うなど、確実に避妊を考えておくべきなのですが、ここでもひとつ問題があります。

カルバマゼピンなどは経口避妊薬との間にも相互作用があり、避妊効果を低下させてしまうのです。妊娠・出産についてのお話は、第5章でもう一度、触れることにしましょう。

効果が不十分なとき

治療薬を飲み続けているのに1年に1回以上、発作があるようなら、治療効果は十分とはいえません。「1ヵ月に1回だった発作が1年に1回になったのだから、よしとしなければ」などとあきらめて漫然と治療を続けるのではなく、なぜ発作が止まらないのか、改めて見直すことが必要です。

難治てんかんと「見かけの難治」

抗てんかん薬だけで発作を起こさなくなる人が多い一方で、数種類の薬を使ってもなかなか発作が抑制できない人もいます。適切な薬を2～3種類を使って2年以上治療しても発作が止まらず、日常生活に困った問題が生じている状態を「難治《なんち》てんかん」ということは第1章でもお話ししましたが、てんかんがある人の約3～4割がこれにあたります。

しかし、難治てんかんのすべてが、本当に薬が効かないというわけではありません。難治てんかんと思われていても、じつは薬の選び方が適切ではない、薬の種類は適切でも処方されている量が少なすぎる、処方は正しいのに患者さん本人が決められたとおり飲んでいないなどということもあります。

このように、本当は薬物療法だけで発作が抑制できるにもかかわらず、表面的には「薬が効かないてんかん」にみえる状態を「見かけの難治」といいます。なかには、てんかん発作と思われてきた症状が、てんかん以外の原因で起きていたなどというケースもあります。これも見かけの難治に含まれます。

服薬していても発作が止まらない場合には、本当に難治てんかんといえるのか、見かけの難治ではないのか、改めて検討し直すことが必要です。

現状を包み隠さず伝えているか

見かけの難治をまねく要因のひとつに、患者さんと医師のコミュニケーション不足があるでしょう。医師が本人に服薬について尋ねると、たいていは「はい、ちゃんと飲んでいます」という答えが返ってきます。しかし、家族に聞いてみると「じつは薬が余っているのですが……」などという情報がつかめることがあります。後ろめたい気持ちや叱られるのはイヤという気持ちからでしょうか、率直に「きちんと飲んでいませんでした」と話してくれる患者さんはなかなかいません。

医師は、患者さんが処方どおりに服薬していることを前提に、現在の処方内容で治療効果が十分でないようなら治療薬の種類や量を見直していきます。ですから、薬物療法を適切に進めていくためには、患者さんが処方された薬をきちんと飲むこと、発作の起こり方、副作用の出方を医師に率直に伝えることが必要です。

逆にいえば、薬を飲んでいないなら飲んでいない、発作があるならあると正直に伝えないと、治療は混迷の一途をたどります。「飲んでいるのに発作がある」ということであれば、薬を変えたり追加したり、量を増やしたりすることになるかもしれません。本当なら1剤できちんと発作が止まるはずのてんかん発作が、３剤、４剤と増やしても止まらない――そうした見かけの難治が起こりやすくなってしまうのです。本当は発作があるのに「ない」と取りつくろうことで、発作の悩みが続いてしまうこともあります。

診断・治療方針の見直し

医療者側が見かけの難治をつくってしまっていることもあります。薬の選び方が適切ではない、種類は適切でも処方量が少なすぎるといったケースです。なかには「てんかんである」という診断そのものが違っていたり、てんかんのタイプの判断が違っていたりすることがあります。

患者さん自身は処方どおりきちんと服薬しているけれど、2剤以上使っても発作が止まらないとなったら専門医の出番です。第3章でお話ししたように、より専門的な医療機関で診てもらう機会をつくりましょう。二次診療、三次診療機関では、診断自体を改めて見直す、適切な処方内容を決める、外科治療についても検討するなど、本当の難治てんかんか（見かけの難治ではないのか）、どのように発作を抑制していくかを考え、必要に応じて手術までおこないます。

発作は止まったものの副作用がある、子どもがほしいが主治医が難色を示しているなど、現在の治療内容に対して不満・不安がある場合にも、セカンドオピニオンを求めて、てんかんに詳しい医師のいる医療機関を訪れることを考えましょう。

いつまで薬を飲むか

長期間の服薬を覚悟はしていても、治療がうまく進み、発作がまったく起きない状態が続くようになると、「もう、薬を飲まなくても大丈夫ではないか？」という思いが頭をもたげてくるものでしょう。治療を終わらせることができる場合もありますが、勝手に薬を減らしたり、服薬をやめたりするのはたいへん危険です。

発作がない状態が続いていることが大前提

服薬をやめるかどうか検討するうえで大前提となるのは、服薬開始後、発作がぴたっと止まっているということです。一般的には3年以上、小児期に発症する特発性部分てんかんなら2年以上、わずかな量の薬で発作が完全に抑制できていれば、断薬を検討することも不可能ではありません。ただ、薬で発作が止まっていても、服薬をやめると発作が起きやすくなる危険性が高まることもあります。下記の要因のいずれかに該当する人は、断薬をあせらないほうがよいでしょう。

発作が2年以上ない患者さんを対象とした大規模調査では、2年後の再発率は断薬したグループで

断薬後の発作再発を高める要因

- 思春期以降に発症
- ２剤以上の抗てんかん薬を服用している
- 服薬開始後にも発作が起きた
- 全身けいれん発作を起こしたことがある
- ミオクロニー発作を起こしたことがある
- 薬の量を減らしたら脳波異常が目立ってきた

41％、服薬を継続していたグループで22％と報告されています。てんかんのタイプによっても再発の危険性は異なりますので一概にはいえませんが、服薬を続けているほうが再発の危険性は低いということはできます。

一方で、発作が抑制されている期間が長いほど再発率は減少するとも報告されています。たとえば、発作がない期間が2・5年未満の場合の再発率を1とすると、5～10年では0・47、10年以上になると0・27です。まずは良好な発作コントロールを長く続けることが重要といえるでしょう。

服薬を続けるかどうかは個々に判断する

服薬を中止してもまず問題ないと考えられるのは、特発性部分てんかんのなかでも中心・側頭部に棘波《きょくは》をもつ良性小児てんかんくらいのものです。あとは、患者さん個々人の状況をみて判断していきます。

抗てんかん薬は処方薬ですから、服薬を続けるためには定期的な通院が必要です。通院・服薬の負担が強いと感じていて、患者さん自身やご家族が「ずっと発作も出ていないし、もう治療を終えたい」と強く希望している場合には、少しずつ薬の量を減らし、可能であれば断薬も考えます。

ただ、成人の患者さんで自動車の運転を続けたい人には、断薬の試みは積極的にはすすめられません。自動車運転免許とてんかん発作については第5章で改めて取り上げますが、一度でも発作を起こすと、しばらく自動車の運転を禁じられることになります。服薬で発作が止まっているのなら「お守り」として、最低限の服薬を続けることを考えましょう。

自動車は運転しないから、とにかくやめたいというのであれば、医師と相談のうえ慎重に薬を減らし、最終的には断薬を目指してみるのもよいでしょう。発作の再発が起こりやすいのは減薬中から断薬後1年以内です。この間に発作が起きたからといって、すぐに服薬を再開しなければならないということではありませんが、発作が度重なるようなら再び服薬を始めたほうがよいでしょう。

再開のしかたについても医師とよく相談し、もう一度、少ない量から始め、徐々に適正な量へと近づけていきます。

手術を検討すべきとき

難治てんかんのなかには、外科治療によって発作の抑制が期待できるものもあります。てんかんのタイプによっては、薬物療法の開始と同時並行で手術ができないかどうか検討したほうがよいこともあります。

外科治療が可能なてんかんとは

外科治療の対象となるものは、基本的には病因となる部分がはっきりしている症候性てんかんにかぎられます。異常放電の始点となっている病巣を取り除くことで、発作が起こりにくくなることが期待できます。ただし、乳幼児の場合はより広い範囲に病巣がある場合や、症候性全般てんかんでも、手術の対象になることがあります。

●内側側頭葉てんかん

思春期および成人のてんかんでもっとも多く手術されているタイプで、側頭葉起源の複雑部分発作を起こします。側頭葉の内側にある海馬に硬化がみられる場合、薬物療法は効きにくく、発作がある場合にそのまま服薬を継続して発作が完全になくなる確率はかなりまれです。

一方、手術療法がたいへん効果的で、しっかり検査すれば、手術後に記憶障害などの合併症も起こらずに発作を完全に止めることができます。長期的にも（10年以上の追跡）、６割以上の患者さんで発作消失（２年以上発作がない状態）が得られるとされています。つまり現在の日本のルールにしたがえば、この手術により10人中６人の患者さんが自動車運転免許を取得できるようになるということです（↓169ページ）。

●明らかな病変が確認できる部分てんかん

画像検査で描出される病変が発作の引き金となっていると考えられる部分てんかんです。原因は、脳腫瘍《のうしゅよう》、海綿状血管腫《かいめんじょうけっかんしゅ》、皮質形成異常《ひしつけいせいいじょう》、外傷や血管障害による脳の瘢痕《はんこん》などで、手術で病変を完全に除去できれば発作を止めることが可能性です。適切に検査すれば、６割以上の患者さんで発作は完全に止まります。

また、病変が、運動、知覚、視覚、言語など脳の重要な機能領域にまたがる場合は、機能障害が出ないよう、頭蓋内電極留置《ずがいないでんきょくりゅうち》をおこない、脳の機能をマッピングしてから手術をすることがあります（↓140ページ）。

●明らかな病変が認められない部分てんかん

画像検査でははっきりした病変が認められなくても切除手術を行う場合があります。この場合通常、切除した脳組織を調べると、微細な神経細胞の配列などの異常（皮質《ひしつ》異形《いけい》成《せい》）がみつかります。ただしMRIやPETなどの画像検査で病変がみつからない場合は、手術成績は必ずしも良好とはいえず、発作消失に至る可能性は5割以下と推定されます。

●一側半球に広がった病変による部分てんかん

脳は左右2つに分かれています。乳幼児の症候性部分てんかんで、左右どちらかの大脳に広い病変がみられる場合、病変がある左脳あるいは右脳を、そっくり正常な脳から切り離してしまう手術（**半球離断術**《はんきゅうりだんじゅつ》**→141ページ**）がおこなわれることもあります。原因は、周産期に起こった脳外傷や脳梗塞、スタージウェーバー症候群といわれる血管腫、片側巨《へんそくきょ》脳症《のうしょう》を含む広範な皮質形成異常、あるいはラスムッセン症候群（**→86ページ**）などがあります。

脳機能に重大な影響があるのではないかとご心配かもしれませんが、基本的には大きく障害され、機能をほぼ消失して瘢痕となった脳を切り離すため、新たな障害が起こることはまれです。また、かりに機能が残っていた場合でも、幼い脳には失われた側の脳の働きを残った脳が肩代わりする力があり、かなりの回復が見込めます。やはり6割以上の確率で発作は完全に止まりますので、タイミングを逃さず、手術を受けられるかどうか検討すべきでしょう。

●脱力発作をもつ難治てんかん

レノックス症候群など、たびたび転倒する発作を起こし、ケガが絶えないなどという場合には、左右の脳がつながっている部位（脳梁《のうりょう》といいます）を切り離し、異常放電が脳全体に広がらないようにする手術（**脳梁《のうりょう》離《り》断術《だんじゅつ》→141ページ**）がすすめられることがあります。発作がすべて完全に止まることはまれですが、突然激しく転倒する脱力発作については、ほとんどの例で手術により倒れることはなくなります。またほかのタイプの発作についても、半数以上の例で手術前の50％以下にまで減るといわれています。

乳幼児でもできる。むしろ積極的に受けるべき

度重なるてんかん発作は、脳にじわじわとダメージを与えるおそれがあります。成人の患者さんであれば発作で脳機能がすぐに低下する可能性は少ないものの、年齢が低ければ低いほど、てんかん発作が脳機能に与える影響は見逃せません。発作の頻度が高い場合、

小児は年単位、乳児では月単位で機能障害が進むといわれており、乳児では治療が1ヵ月遅れればそれだけ発達の遅れも心配されます。低年齢の子ほど早くてんかんの存在に気づき、できるだけ早く治療を開始すること、内科的な治療で効果が薄ければできるだけ早く手術を受けることが重要です。

乳幼児期、小児期を過ぎたあとでも、手術が可能なてんかんであれば、なるべく早く手術を受けたほうがよいでしょう。内側側頭葉てんかんは10代で発病する例が多く、しばらく薬物療法を続けたのち20代で手術を受ける、という人が多く見受けられます。しかし、圧倒的に経過がよいのは、発病後まもない中学生、高校生のうちに手術を受けた患者さんです。

薬がなかなか効かず発作をくり返していると、心理的な負担も重なりやすくなります。いつ起きるかわからない発作へのおびえ、周囲の無理解などが重なるうちに、脳機能の面だけでなく社会的な適応もむずかしくなっていく患者さんが少なくないのです。

手術で発作が止められる可能性が高いのであれば、それを逃す手はありません。先述の「薬物療法で2年間」ということにこだわる必要はありません。「外科治療が可能なてんかん」に当てはまるのであれば、なるべく早い段階でより専門性の高い医療機関で手術が可能かどうか、確認しておきましょう。

実際に手術できるかどうか十分な検査を

　手術をすることで正常な脳機能を大きく損なうようなことがあれば、発作は止まっても別の障害が生活の妨げになってしまうおそれがあります。そのため、実際に手術が可能かどうかは、十分な検査を受けてから判断していくことになります。

　術前におこなう検査方法としては、発作時ビデオ脳波モニタリング検査（→76ページ）、病変を画像化して明らかにするＭＲＩ検査のほか、微弱な放射性医薬品を使って脳の代謝や血流量を画像化する検査（ＦＤＧ‐ＰＥＴ検査、ＳＰＥＣＴ検査）、脳内の電気活動に伴って生まれる磁場を読み取って画像化する脳磁図（ＭＥＧ）、知能や記憶、言語など、脳の高次機能の状態を調べる神経心理学的検査などがあります。また言語や記憶が手術で障害されることがないか、ワダテストという、脳血管撮影をおこなう際に少量の麻酔薬を片方の脳に流して検査する方法もあります。

　数々の検査を重ね、異常放電の始点となっている病巣の部位、大きさを明らかにするとともに、そこを切除することで生じるかもしれない脳機能への影響を予測し、手術が可能かどうか、可能であればどの範囲を、どのように切除するかなど、具体的な計画を立てていきます。検査だけで一般的には２～３週間程度の入院が必要になります。

手術療法の進め方

手術可能と判断されれば、いよいよ手術がおこなわれます。てんかんの手術は頭蓋骨を切り開く開頭《かいとう》手術が基本です。「こわい」と思うかもしれませんが、近年は顕微鏡を使った手術方法も普及し、安全性が高まっています。

開頭手術を受ける場合には、4～6週間程度の入院が必要です。

切除の部位、範囲によってさまざまな方法がある

術前の検査で発作の原因となっている病変のありかが確認され、切除範囲も確定していれば、術前の計画にしたがって手術を進めます。どこに病変があるかによって具体的な方法は異なりますが、新たな障害を出すことなく完全に発作の原因となっている病変を切除・離断するのが基本です。

手術の前の検査で発作が起こる部位やその範囲が確定できていない場合には、脳に直接電極を置く手術（頭蓋内電極留置術）をおこない、発作の始まりがどこにあるかを詳細に調べます。また切除予定の脳の範囲に、言語や運動、感覚などの重要な働きをする領域が含まれていないか、埋め込まれた電極を電気刺激して確かめる場合もあります（これを脳

主な手術の方法

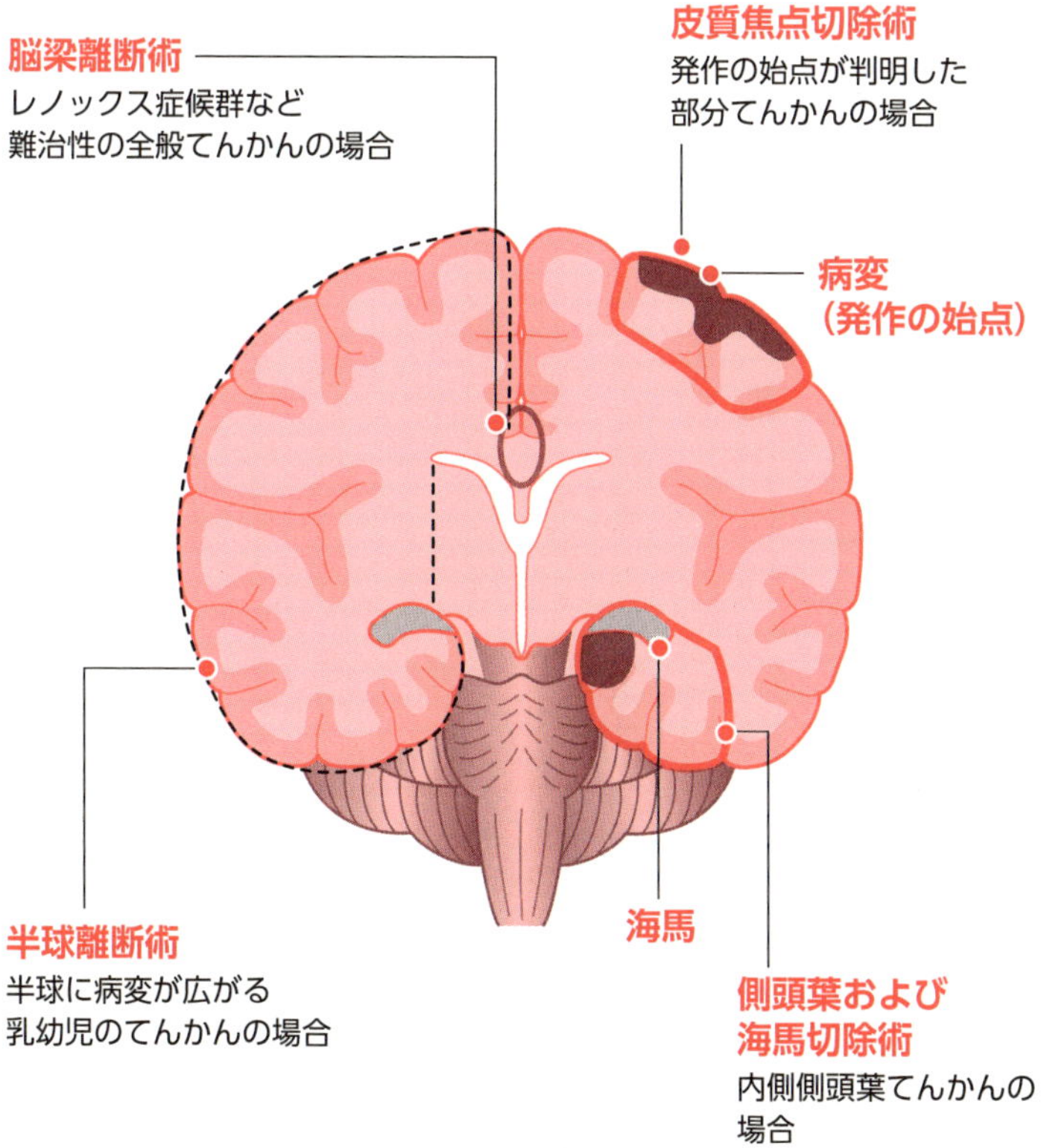
脳梁離断術
レノックス症候群など
難治性の全般てんかんの場合
皮質焦点切除術
発作の始点が判明した
部分てんかんの場合
病変
（発作の始点）
半球離断術
半球に病変が広がる
乳幼児のてんかんの場合
海馬
側頭葉および
海馬切除術
内側側頭葉てんかんの
場合

機能マッピングといいます）。その結果、脳機能を大きく損なうことなく発作の始点を切除できると判断されれば、電極を抜くと同時に切除手術をおこないます。

手術後もしばらく服薬したほうがよい

手術を受けたからといって、もう薬は飲まなくてよくなる、というわけではありません。手術で完全に発作が止まる可能性が高い場合でも、術後、しばらくは服薬を続けることになるでしょう。

小児の場合、術後は不必要と思われる薬は積極的にやめ、基本的に術後半年間発作が無ければ減薬を開始できます。成人の場合、減薬はより慎重に検討していきますが、やはり術後1年くらい完全に発作が消失していれば、脳波検査の結果をみながら減薬することは可能です。切除手術によって、おおよそ3人に2人は長期にわたって発作は完全に消失し、うち半数（つまり3人に1人）は服薬も中止できるといわれています。しかし、減薬、服薬中止については自己判断は禁物です。薬の減らし方・やめ方については、主治医とよく相談のうえ、慎重に進めてください。

VNS（迷走神経刺激）は発作を減らすための外科的治療法

開頭手術の対象にならない難治てんかんや、開頭手術後にも発作が残り、再び手術するのはむずかしい場合などには、発作回数の減少を目指すVNS（迷走神経《めいそうしんけい》刺激療法《しげきりょうほう》）という治療法があります。

VNSは、胸の皮膚の下に小さな電気刺激装置をうめ込み、首筋に走る迷走神経にコードをつなぎ、一定の間隔で電気刺激を送り込むというもの。電気刺激によって抑制系の神経系の働きがさかんになり、てんかん発作の抑制に働くと考えられています。完全に発作を止めることはむずかしいのですが、術後2年間で半数ほどの患者さんは発作回数が半減するといわれており、保険適用も可能な治療法です。

開頭手術にくらべて体への負担が少なく、1時間ほどの手術で受けられますので、くり返す発作に悩まされている人にとっては重要な選択肢の一つといえるでしょう。

装置をうめ込んだ様子

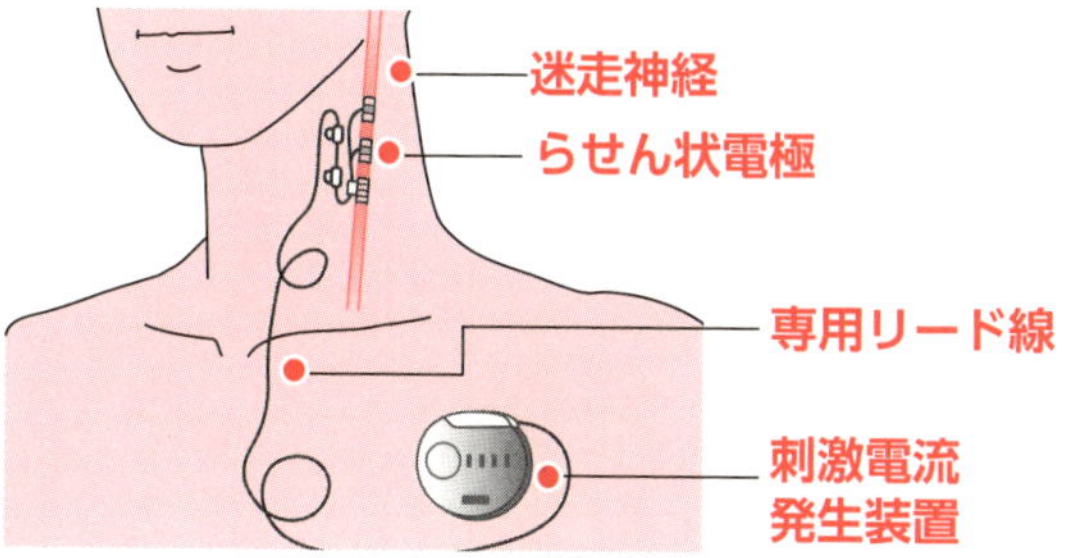

特殊な治療法

抗てんかん薬では発作が十分に抑制されず、手術療法も向かない乳幼児の難治てんかんなどに対しては、ほかのてんかんでは用いられない特殊な治療法があります。

ウエスト症候群にはACTH療法を試す

ウエスト症候群でみられるてんかん性スパスムは、抗てんかん薬だけではなかなか止まりません。発作が抑制できない場合には、できるだけ早くACTH療法をおこないます。ACTHとは副腎皮質刺激ホルモンのことで、体内でつくられている副腎皮質ホルモン(ステロイドホルモン)の分泌を促します。ACTH療法による発作消失率は70～80%とされています。

ACTH療法は入院して受ける治療法です。1日1回、赤ちゃんのおしりや太ももにACTHを注射し、これを一定期間続けます。大量のステロイドホルモンが分泌されることで、治療中はさまざまな副作用が現れやすくなります。機嫌が悪くなったり、体重が増えたり、感染症にかかりやすくなったり、一時的には大脳の萎縮が起きてくることもあります。ただし、成長後まで影響するような重い副作用は出にくいと考えてよいでしょう。まずは発作を止めることが先決です。

難治性てんかんの発作を減らすケトン食療法

小児の難治てんかんのなかには、さまざまな手を尽くしても、発作が止まらないということもあります。その場合、どうしても発作回数を減らしたいということであれば、ケトン食療法が一つの選択肢として挙げられます。

ケトン食療法は、糖質を極端に制限し、かわりに脂肪たっぷりの食事をとる方法で、飢餓状態になるとてんかん発作が起こりにくくなる、という経験則から生まれた治療法です。通常、私たちは血液中を流れるブドウ糖をエネルギー源としていますが、糖質をとらないようにすると、かわりのエネルギー源として脂肪が分解されてできるケトン体がつくられます。発作抑制のしくみは定かではありませんが、ケトン体が増えると、なぜか発作が減るのです。

ケトン食療法を続けることで、薬で止まらない難治てんかんでも3〜5割くらいは発作が減ります。ただし、難点もあります。食の楽しみが損なわれやすいのです。主食はダメ、甘いものは当然ダメと制限が多く、続けることには多大な苦労が伴います。極端にかたよった食事内容になるため、体重減少も問題になってきます。

発作が止まらず困っている人には一つの選択肢ではありますが、だれでも気軽に実践できるものとはいえません。発作があることを前提に、支援策を求めていくことも同時に考えていきましょう。

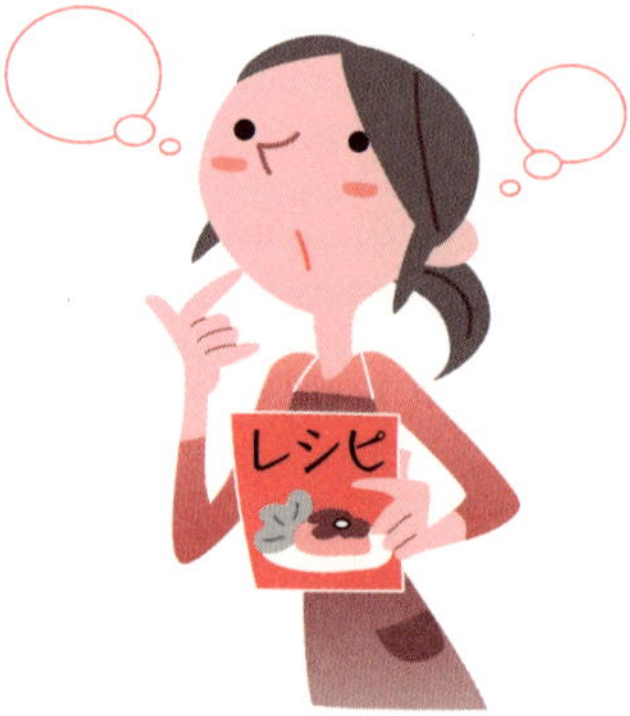

第5章

よりよく暮らしていくために

十分な治療を受ける

さて、みなさんの発作の状況はいかがでしょうか？　治療は順調ですか？　治療に不満はありませんか？　てんかんに左右されない生活を送るには、まずは発作を止めることが重要です。発作が完全に止まれば、てんかんによる問題の多くは解消されていきます。

治療効果が不十分なら治療方針の見直しを

てんかんとのつきあいは長いものになりがちです。てんかんにかぎらず、慢性的な病気をかかえているのは憂うつなものでしょう。発作のコントロールが不十分であったり、抗てんかん薬の副作用に悩まされていたりしたらなおさらです。

本来なら薬物療法によって良好なコントロールができるはずのてんかんであれば、まずは治療方針の見直しが必要です。薬の副作用が気になるようなら、率直に医師に相談しましょう。薬が効きにくい難治てんかんのなかでもっとも患者の多い側頭葉てんかんは、記憶や情動にかかわっている側頭葉でてんかん発作が生じているため、記憶障害やうつ状態が起きてきやすいということもあります。

外科手術での治療の可能性についても検討しておくとよいでしょう。手術をどのタイミングでおこなうかはあとで決めればいいことですので、早めに外科治療の経験があるてんかん専門医に相談し、手術の可能性（手術で治る可能性はどのくらいあるのか、障害が起こる可能性はないのか）について見通しを立ててもらうことをおすすめします。

なにはともあれ最善の治療を受けることが、心身の負担を減らす基本です。可能なかぎり手を尽くしても発作の抑制がむずかしい、合併する障害が重いなどということであれば、福祉制度なども十分に活用することで、暮らしやすさの改善をはかっていきます。

どこで診療を受け続けるか

小児期までに発症した患者さんの多くは、小児科で治療を受けていることでしょう。数年間の服薬ののち、「もう大丈夫だろう」と判断され治療を終了できればよいのですが、完全には発作が抑制されないまま、思春期に差し掛かっていくこともあります。この先、ずっと小児科で診てもらえるのかという不安があるかもしれません。

小児科の医師は一般に、就職、運転免許の取得、結婚など、大人に特有の問題には相談に乗りにくい面があります。高校生くらいの年齢になったら、現在かかっている主治医に転院先を紹介してもらうのがベストなのですが、「この先生はてんかんに詳しい」といった情報は、医師の間でもなかなか伝わってきません。そのため、てんかんにかぎっては小児の枠にとらわれずに診察を続けている医師も少なくありません。

発作が抑制できていて、主治医も診療を続けてくれているのであれば、無理に転院することもないでしょう。特別に相談したいこと、専門医の判断が必要なことがあれば、てんかんの二次診療・三次診療機関を利用してください。小児科の医師にかぎらず、たいていの医師は「てんかんの専門医に話を聞きたいと思う」と申し出れば、快く送り出してくれるはずです。

理解を広げる

自分がてんかんであること、家族がてんかんであることに対して大きな引け目を感じているという患者さんが少なくありません。人前で発作を起こして以来、周囲の過剰なまでのいたわりに患者さんが疎外感を覚えていることもあります。誤解だらけの噂話にほとほとまいっているという人もいます。

しかし、誤解だらけの周囲の反応は無知から生まれるもの。逆にいえば、「てんかんとは、こういう病気である」「自分のてんかんは、こういうものだ」とご自身が理解し、周囲に伝えていくことで解ける誤解も多いのです。

根強く残る、偏見と誤解

てんかんと聞いて、「どんな病気かよく知らない」という人が多い一方で、非常にマイナスのイメージをもっている人も世の中には少なくありません。発作症状を気味悪がる人、「一生治らない」「遺伝する病気」「患者さんはみな知的障害をもつ」などと思い込んでいる人もいるものです。

正しい知識の普及は、誤解や偏見を解くために必要なことではありますが、てんかんと上手につきあっている人ほど、あえて自分がてんかんであると公表することは少なく、なかなか正確には伝わらないというもどかしさがあります。

成人後にてんかんを発症し、世間の反応を目の当たりにして「現状を変えたい」と思う方も少なくはないでしょう。しかし、「自分の病名を公表して、てんかんへの誤解・偏見を解くための啓発活動に取り組みたい」と張り切っていた患者さんが、ご家族の反対で表立った活動は控えるようになったなどということもありました。てんかんについてよく知る患者さん本人や家族でさえ、根深い偏見や誤解には太刀打ちできないとあきらめてしまう現実があるようです。

病名の問題

「てんかん」という平仮名で書く病名が、てんかんがどういう病気なのかを表していないということも、てんかんに対する理解を妨げている大きな要因かもしれません。この平仮名表記は、漢字で書く「癲癇」という病名が偏見と差別に結びつくということで推奨された経緯がありますが、さらに一歩進んで、偏見を含まないだけでなく、一般の人にどういう病気なのか理解しやすい病名に変えることも必要なように思えます。実際、最近韓国では、てんかんは「脳電症」という病名になりました。脳の電気的活動の異常によって起こる病気であることが、伝わりやすくなったといえるでしょう。

日本でも、認知症や統合失調症など、病名を変えて社会の理解が進んだ例もあります。てんかんについても病名を変更すべきか、これからみなさんで考えていく時期に来ているのかもしれません。

てんかんが治るということ

てんかんが「治る病気」といえるなら、偏見や誤解も生まれにくいかもしれません。自分のてんかんは治るのか、治らないのか——みなさんだれもがもつ疑問でしょう。医学的には、てんかんが治った状態とは、過去10年間てんかん発作がなく、そのうち5年間以上抗てんかん薬を服薬していない場合とされています。実際、小児期に発症する良性のてんかん症候群では、成人になってこの基準を満たしている人は大勢います。また、手術でてんかんの原因となっている病変を取り去ることで完治する人も少なくありません。

しかし、大多数の患者さんでは、発作が抑制されているからといって必ずしも服薬を中止できるとはかぎらない現実があります。その大きな理由は、現在の抗てんかん薬にはてんかん発作を抑える作用はあっても、てんかんそのものを治す作用があるわけではないという点にあります。小児のてんかんでは、脳の成熟とともにてんかんそのものが自然に消えてしまう可能性がありますが、思春期以降にてんかんを発病した場合は、いったんできたてんかんの火種が完全に消えることはなかなかむずかしく、薬をやめてみるとやはり発作が出てくるということが起こりうるわけなのです。

また、現在の社会がてんかんにたいへん厳しいことも、多くの人が服薬中止を躊躇《ちゅうちょ》する理由の一つです。万が一発作が起こった場合、仮にそれが数年に一度の発作であっても、運転免許を失ったり会社を解雇されたりするなど、社会的ダメージは少なからず大きいものです。そのような社会的不利益を恐れて、医学的にはすでにてんかんは治っていると思われる場合でも、安心のために少量の薬を飲み続けるという人は多くいます。

カミングアウトは状況しだい

正しい知識の普及という理想に、現実はなかなか追いついていません。カミングアウト、つまりはてんかんであることを周囲の人に知らせたほうがよいかどうかは、ケース・バイ・ケースということになるでしょう。患者さんの年齢にもよりますし、どの程度、発作がコントロールできているかにもよります。

子どもであれば、集団生活の場である幼稚園や保育園、学校の先生には「てんかんであること」を告げておくのがよいでしょう。就学についてはのちほど改めてお話ししますが、その際には、たんに「てんかんです」というだけでなく、より具体的な情報を伝えるようにすることが大切です。

大人であれば、職場でのカミングアウトが問題になります。これも「就労について」の項で改めてお話ししますが、一律に「公表すべき」とは言いきれない問題があります。「なんらかの事情で十分に働けないのではないか」と思われると、とたんに冷淡に扱われる職場もなかにはあります。たとえば、近年がんの患者さんが閑職に追いやられたり、ときには退職を迫られたりしているという例が注目されています。

てんかんは入院治療が必要になることはめったにない病気なのですが、がん以上に深い偏見の目を向けられることもあります。

職務内容にもよりますが、てんかん発作が原因で事故が起こるようなことがあれば、会社は大きな損害を被ることになります。そのため「てんかんがある」とわかっただけで、発作は抑制されているにもかかわらず退職を迫られるようなことも少なくないのが実情です。

非常に理解のある人々に囲まれ、働き続けているてんかんの患者さんもたくさんいます。けれど、すべての職場がそうとはいえないのが現状です。したがって、カミングアウトするべきかどうかは、一人ひとりの置かれた状況しだいといわざるをえません。

「普通に暮らせる」ことを示していこう

発作のコントロール状況が悪くたびたび発作を起こしているようなら、周囲の人が「てんかんは治らない、むずかしい病気なのだ」と思うのも無理はありません。けれど実際には、大半のてんかんの患者さんは服薬で発作を起こさなくなるのであり、ごく普通の日常生活を営めています。

良好にコントロールできているのであれば、あえて「じつはてんかんで……」などと進んで話す必要はない場面も多いでしょう。ただ、機会があれば、身近な人には自分のてんかんについて話しておくことも考えてみてください。「てんかんは怖い病気というわけではない」という理解を広げる一歩になるでしょう。

また、自分では良好にコントロールできていると思っていても、患者さん本人が気づいていない意識を失うタイプの発作が起きている場合もあります。身近な人に話しておくことで、客観的な発作状況がつかみやすくなるという利点もあります。

安全に暮らすために

てんかんであることに引け目を感じる必要はありませんが、「てんかんなんて、たいしたことはない」と軽視すべきものでもありません。発作の起こり方、頻度に合わせた安全対策を心がけていきましょう。

とくに意識を失うタイプの発作がある患者さんは自分の発作を自覚しづらく、患者さん自身は困っていないということもあります。けれど、日常生活のなかで活動中に意識が失われることで、重大な事故につながるおそれもあります。治療による発作の抑制をはかるとともに、危険な環境・状況を避ける取り組みも必要です。

てんかんの治療薬以外の薬にも要注意

薬物療法は功を奏し、もう何年も発作が起きていないとしても、異常放電が起きやすいという脳の性質そのものはなかなか変えることができません。小児期に発症する良性のてんかんは別にして、思春期以降に発症したてんかんであれば、その傾向はいっそう強くなります。睡眠不足や不摂生が続いたりすれば、発作が再発する危険性があることは心しておきましょう。ただし、生活上の注意だけで発作が防げるわけではありません。しばらく止まっていた発作が、また増えてきたなどという場合には、服薬が不規則になっていないか見直してください。きちんと飲んでいるのであれば、処方内容そのものを見直してもらう必要もあります。

さらに注意しておきたいのは、ほかの病気にかかったときです。抗生物質のなかでもニューキノロン系という種類などはけいれんを誘発しやすいとされていますし、気管支拡張剤（テオフィリン）やアレルギー治療薬、抗うつ薬、向精神薬などでも、けいれんを起こしやすくするものがあります。

実際、何年も発作が止まっていた人が、発熱して抗生物質などを使用した際、急にけいれん重積発作を起こした例もあります。決して甘くみてはいけないのも、てんかんという病気の特性です。てんかんの診療を受けている医療機関とは別のところにかかるときには、必ず医師に「てんかんがあり、こういう薬を服用している」と告げたうえで薬を処方してもらい、薬剤師にも再度、確認しておきましょう。

転倒・入浴はとくに注意が必要

発作のなにが危険なのかといえば、事故に直結するおそれがあるからにほかなりません。発作による転倒が多い場合には、保護帽といわれるクッション性のある素材のついた帽子を日常的に使うとよいでしょう。保護帽にはさまざまな形状のものがあります。ヘルメット状のものだけでなく、一見するとふつうの帽子と変わらないデザインのものも市販されています。

意識が薄れるだけの発作でも、入浴中などはたいへん危険です。湯船につかった状態で意識が薄れ、ぶくぶくと沈み込んで鼻や口から湯を飲み込んでおぼれそうになったという話は外来でもよく耳にします。子どもであれば家族といっしょに入浴するようにすること、ひとりで入浴するなら家族がそばにいて物音などで異変にすぐ気づける状態にしておくことを心がけましょう。家にだれもいないときにはシャワーだけにしておくほうが安心です。

かかっている期間が長く全身けいれん発作がたびたび起こる重度のてんかん患者さんでは、突然死がみられることもあります。SUDEP《スデップ》（sudden unexpected death in epilepsy patients）といわれており、不整脈が問題とされていますが原因ははっきりしていません。ただ、ある程度発作が抑制されていれば、突然死の心配は少なく、むしろ発作による二次的な事故を防ぐことが先決です。

ひとり暮らしをはじめるとき

小学生から中学生、高校生の頃に発症した患者さんは、親元で生活している間は服薬を含めて親がしっかり管理し、発作が良好にコントロールされていても、進学や就職のために自立したとたん、発作が再発するようになることが少なくありません。

ひとりで生活するようになると、服薬が不規則になったり生活のリズムが崩れて寝不足になったりと、発作が起きやすい状況に陥りやすいのです。たびたび発作が起きるようになると処方される薬が増える、薬が増えると眠気などの不快感が増す、ますます薬を飲みたくなくなる、そのためにさらに発作が増える――などという悪循環が始まってしまうこともあります。

ひとりでも大丈夫、と思えるくらいに発作がコントロールできているとしても、それは服薬を続けていればこそ、という例は少なくありません。子どもであっても自分のてんかんのタイプをよく知り、服薬の意味・意義をしっかり理解できるよう、親元にいるときからきちんと話し合っておきましょう。思春期になる頃には治ると考えてよい一部のてんかんを除けば、いずれ子ども自身で服薬を含めた生活の管理をしていかなければなりません。薬をきちんと飲む、寝不足は避けるなどといった最低限の注意点を守ることが、結果的にはてんかんに縛られない生き方をしていくために必要なことといえます。

海外旅行、留学なども「てんかんだから」というだけで避けなければならないものではありません。日本で発作の抑制が良好なら、海外に行ったからといって急に発作が起きやすくなるわけではないからです。睡眠を十分にとること、服薬を怠らないことは、どこにいても同じです。念のため、主治医に相談をして病状や服用している薬についての説明を英文で書いてもらい、持参すればより安心です。

就学について

乳幼児期、小児期にてんかんを発症した場合、集団の生活の場となる幼稚園・保育園や学校での過ごし方についても迷うことが多いでしょう。適切な対応は、発作のコントロール状況や、合併する障害の有無、程度によっても異なります。「てんかんがある」というだけで、一律にさまざまな活動に制限を加える必要はありません。

発作だけなら普通学級に進学できる

小学校に上がる前にてんかんの診断がついている子どもの場合、就学先を普通学級とするかどうかは、合併する障害の程度などもあわせて考える必要があります。

てんかん発作があるだけでほかの障害はとくにないということであれば、基本的には普通学級に通うことになるでしょう。ただし、発作の頻度が高かったり、全身けいれん発作を起こしやすかったりするようなら、特別支援教育支援員などの配置が必要になるかもしれません。自治体が就学前に実施している就学相談の機会を利用して、不安な点を相談しておきましょう。

学校生活での注意点

集団生活の場となる学校（幼児の場合には幼稚園や保育園）では、担任をはじめ教員と親との情報共有が必要です。教員側がこれまでてんかんのある子どもを担当したことがあったとしても、発作の頻度や現れ方はみな同じわけではありません。ですから、お子さん自身のてんかんがどのようなタイプのものなのか、発作が起きたときにはどう対応してもらいたいか、できるだけ具体的な情報を伝えておくようにしてください。口頭で伝えるだけでなく、書面にまとめて渡しておけば行き違いも少ないでしょう。

学校（園）の先生に伝えるべきこと

●**お子さん自身のてんかんについて**

診断されている内容／治療の内容（昼食後の服薬が必要な場合は、その旨も伝えておく）／今後の見通し

●**発作の現れ方や頻度**

ときどき意識を失い、ぼーっとしているようにみえる／自分でコントロールできない体の動きが現れる／ひきつけを起こして転倒し、全身けいれんが起きることがある　など

●**発作が起きたときの対応**

基本的にはあわてず見守ってほしい／発作らしきものがあったら連絡帳などで知らせてほしい／全身けいれん発作のあとは保健室で休ませてほしい／回復したあとはふだんどおりの活動に参加させてほしい　など

●**個別の活動について**

プールではよりていねいな見守りをお願いしたい／宿泊行事での服薬の確認・サポートなど

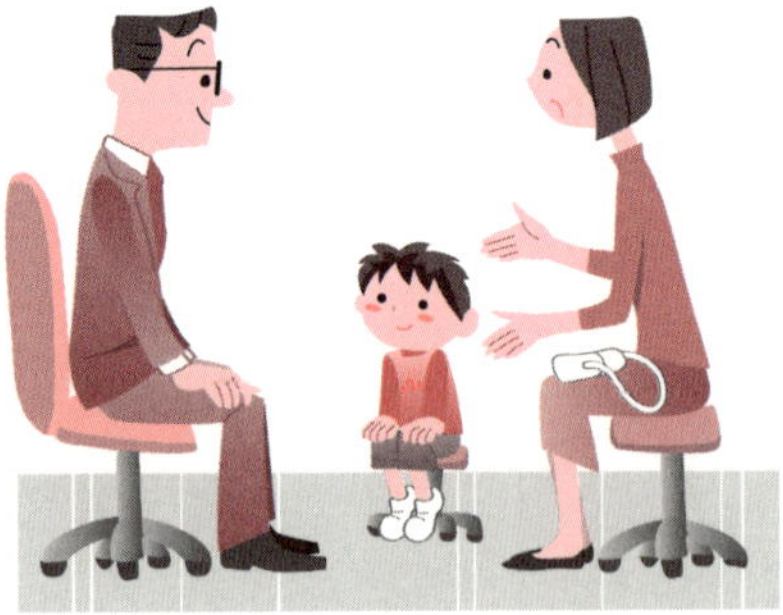

学校（園）での活動で発作が助長されるようなことはありません。そのため、「てんかがある」というだけで特別な制限は必要ないのですが、発作はいつ起こるかわかりません。事故につながりやすいプール、臨海学校など、水中での活動にはていねいな見守りをお願いしておくことも必要でしょう。

また、クラスの子どもたちへの説明のしかたも、教員と相談しておきましょう。欠神発作のような一瞬ぼーっとするくらいの発作でも、クラスメイトのなかには奇異に感じている子がいるかもしれませんし、大きな発作が起きればクラス中が大騒ぎになってしまうこともあります。たびたび発作が起きるようなら、なんらかの説明が必要です。その際には、「ときどき、こういう状態になることがあるけれど心配はないから静かに見守ろう。先生がそばにいないときに倒れてしまったりしたら、すぐに知らせて。そうできないときは、あとで先生に知らせてくれれば大丈夫」などといったように、具体的なふるまい方を知らせておくと、ほかの子どもたちの不安はやわらぎます。

保護者会などの機会を利用して、子どもの病状について親自身が説明する場を設けてもらい、親を通じて子どもたちに話しておいてもらうのもよいでしょう。

就労について

てんかんがあるからといって、仕事ができないということはもちろんありません。ただし、発作の頻度によっては、自動車の運転が必要な職種などには就けないこともあります。てんかんの患者さんが新たに職を求める場合と、すでに仕事をしている人がてんかんを発病した場合とでも状況は異なります。仕事の内容、職場の環境など千差万別ですので、個々に判断していくしかない点もありますが、大まかな見通しを立てておきましょう。

発作だけなら普通に仕事をする力はある

てんかん以外に合併症はない患者さんの場合、てんかんのない人と同じように仕事をする力は十分にあります。「てんかん発作を起こしたことがある」というだけで就けない職種は、航空機の運転業務などに限られます。その他の仕事内容については、発作がどの程度抑制されているかどうかにかかります。

発作が完全に抑制されているのであれば、あとで述べますが自動車の運転免許も取得できる可能性が高く、職場に理解があるかぎり、仕事内容を特別制限する必要はないでしょう。ただ、夜勤などが多く睡眠時間が不規則になりがちな職種は、あまりおすすめはできません。

逆に発作の頻度が高い場合には、自動車の運転が必要な仕事には就けません。高い所での作業、危険物を扱う仕事なども避けるべきです。

就職活動時のポイント

てんかんの患者さんがこれから新たに職に就こうというとき、採用試験・面接時に自分のてんかんについて告げるべきかどうかは大きな問題です。

小児期に発症した良性のてんかんで、すでに脳波異常は消え、服薬しなくなってからも発作がずっと起きていないというのであれば、とくに告知する必要はないでしょう。

発作は起きなくなっているけれど服薬を続けているという場合は、むずかしいところです。きちんと状況を伝え、受け入れてもらえるのであればそれがベストではありますが、なかなかそうはいかないこともあります。発作が何年も抑制されているのであれば、自分からはあえて告げないという人も多いようです。

ただし、病歴を問われた場合に、正しく告げないことも問題になりがちです。後日、職場で発作を起こした場合、告知義務違反などといった理由で採用を取り消されてしまうなどというおそれもないわけではありません。年に1回程度でも発作があるようなら、後述の手帳制度を活用し、障害者雇用枠での応募を考えるのも一法でしょう。

てんかんがあっても、ほかの人と変わることなく活躍している人も大勢います。一方で、たとえてんかんがなくても就職活動時には悩みがつきものです。「自分はてんかんだから」とあきらめることなく、自分の得意分野をつくっておくことも大切でしょう。

職場での注意点

仕事をもっている人がてんかんを発病した場合、職場で発作を起こしたあとに診断書の提出を求められることがあります。発作のタイプや頻度によっては職務内容の変更などが必要になることもありますので、雇用する側としては正確な病状を知っておきたいというのも当然です。ただ、なかには辞めさせる理由をつくるために診断書を求めていると考えられる場合もあるようです。主治医に職務内容や職場状況なども詳しく伝えたうえで、診断書を書いてもらいましょう。

仕事が続けられるかどうかは、てんかんの原因にもよりますし、発作の頻度にもよります。もともと職場での人間関係が良好なものであるかどうかも、無関係とはいえないでしょう。周囲の理解さえあれば、発作が完全にはコントロールできていない患者さんであっても、働き続けられることが多いでしょう。

周囲に理解を求めるには、診断書だけでなく患者さん自身が自分の病状をしっかり把握し、正確に伝えることが望まれます。

信頼感のある人間関係を築けるかどうかは、てんかんのあるなしとはあまり関係がありません。任された仕事はしっかりこなしていくこと、周囲とのコミュニケーションをはかることなど、ふだんから心しておくことが大切なのは、てんかんがあってもなくても同じことかもしれません。

運転免許について

自動車の運転中にてんかん発作を起こし、大きな事故につながってしまったという報道を見聞きすることがあります。そうしたニュースに触れるたびに、てんかんの患者さんが自動車の運転をして大丈夫なのだろうかと不安に思う人もいるでしょう。

けれど、深刻な事態をまねいてしまったのは「てんかんだから」ではなく、一定のルールを守らずに運転を続けていたことに原因があります。自動車の事故は、自分ばかりでなく他人にまで被害を及ぼすことになりかねません。安全に運転するには、厳格な条件をクリアしておくことが必要です。

取得・更新には厳格な条件がある

特定の病気があって正常な運転ができないおそれがあると考えられる場合には、運転免許の交付が認められなかったり、すでに免許をもっている人は免許を取り消されたりします。これは道路交通法で定められていることで、てんかんの場合、一定の条件を満たさないかぎり自動車の運転はできません。とくに自動車運転を職業とする第二種免許や大型免許の場合、運転免許の取得は厳格に制限されています。

ただ、てんかんだからといって一律に運転が禁じられているわけではありません。発作が完全に抑制されているか、発作があるとしても運転には支障のないものに限られている場合、一定の条件を満たせば通勤や買い物など自家用車の運転にかかわる第一種免許の取得・更新は認められます。

運転免許の取得・更新が認められる主な条件は表のとおりです。運転を希望しており、条件が満たされているのであれば主治医に相談し、診断書を書いてもらいましょう。

「発作がほぼ抑制されている」といっても、1年に1回でも意識を失うような発作が起きているようなら運転免許は持てません。自動車の運転を始める、続けるためには、厳しい基準をクリアしていることが必要なのです。

自動車の運転が認められる条件の例

- 過去5年以上、発作がなく、医師が「今後、発作が起こるおそれがない」と診断した場合
- 過去2年以上、発作がなく、医師が「今後、数年程度であれば、発作が起こるおそれがない」と診断した場合（指定された年に再度診断書の提出が必要）
- 医師が1年間の経過観察をおこなったあと、「発作が意識障害や運動障害を伴わない単純部分発作に限られ、今後、症状の悪化のおそれがない」と診断した場合
- 医師が2年間の経過観察をおこなったあと、「発作が睡眠中に限って起こり、今後、症状の悪化のおそれがない」と診断した場合

条件をクリアすれば事故の確率は高まらない

「完治」という判断がむずかしいタイプのてんかんについては、何年発作が止まっていても、この先一生、発作が起きないと断言するのはむずかしいのが実情です。発作の再発が運転中に起きてしまう危険性もゼロとはいえません。

しかし、運転中に意識を失う原因は、てんかんに限ったことではありません。実際、心臓発作、脳卒中などが運転中に起き、事故につながるケースもあります。全交通事故件数のうち、てんかん発作による事故件数と、脳血管障害による事故件数はほぼ同等と報告されています。

また、一年以上発作が止まっているてんかん患者さんでは、自動車運転事故を起こす確率は一般の人と変わらないとされています。

きちんと治療を継続し、発作が起きない状態を保ち続けることが大前提ではありますが、運転免許の交付・更新が認められる条件をクリアしている患者さんであれば、むやみに心配することもないでしょう。

病状を偽ったらどうなるか

車の運転ができないと、生活に困ってしまうなどという人もいらっしゃるでしょう。だからといって、てんかんであることを告げなかったり、発作があったにもかかわらず「まったく起きていない」などと偽ったりするのは厳禁です。

自動車運転免許の申請、更新時には病状を申告しなければならず、虚偽の報告をした場合には1年以下の懲役または30万円以下の罰金が科せられるというのが、道路交通法の定めです。また、免許を持っている人が、更新の時期より前にてんかんを発病したり、意識を失う発作を起こしたりした場合には、免許が取り消されたり、免許停止の処分を受けたりすることになっています。

一定の条件を満たしている患者さんには運転を続ける権利があります。けれど、いったん事故を起こせば重い責任が生じます。自分ひとりの問題ではないのですから、病状を偽るようなことは決してしてはいけません。

結婚・出産について

てんかんであることが、恋愛や結婚、その延長にある妊娠や出産の差し障りになるのではないかと不安をもっている人もいるでしょう。恋愛はともかく、結婚、出産となると、家族・親族にあれこれ口を挟まれるということもあります。不安の解消には、やはり正確な知識が必要です。

子どももてんかんをもつ可能性は低い

好きな人ができたけれど自分がてんかんであることに不安を感じているという場合でも、好きになった相手がてんかんだとわかって不安を感じているという場合でも、「なにが不安なのか」はいくつかのポイントに分けて考えることができます。

まずは、発作が良好にコントロールできていない場合、発作そのものへの対応に不安を感じていることが多いでしょう。これを解決するには、発作の抑制がはかれるよう最善の治療法を求めていくことが先決です。

発作は抑制されていても、結婚を考える場合に問題になりやすいのが出産への影響です。本来、結婚するかどうかは当事者である二人が合意すればよいことで、てんかんの有無とは関係がありません。けれど、「子どももてんかんになりやすいのではないか」、「治療薬の使用が子どもに悪影響を及ぼすのではないか」などと周囲が心配し、結婚を強く反対する例もないわけではありません。女性の患者さんの場合、「妊娠・出産によって自分のてんかんが悪化するのではないか」という不安もあるかと思います。

まず、生まれてくる子どもがてんかんになりやすいかどうかですが、これは第1章でお話ししたとおりです（↓40ページ）。一般に、がん、糖尿病、高血圧など、どんな病気でもある程度血縁者内で遺伝する傾向はあります。しかしてんかんの場合、遺伝性のある家族性のてんかんはむしろまれで、実際にはてんかんのある方のほとんどは親族にてんかんのある人はいません。てんかんは原因がさまざまで一概にはいえませんが、親子でてんかんをもつ人はむしろ少数で、一般にはてんかんのある人の子どもがてんかんになる確率は10人に1人以下といわれています。また最近の研究では、遺伝子の関連が推定されている良性の特発性てんかんでも、その人の子どもがてんかんをもつ可能性は10～20％とされています。

しかし、若いご夫婦で最初のお子さんが重症のてんかん脳症であった場合、次のお子さんが同じ病気にならないかたいへん心配されると思います。遺伝子診断が有用なてんかんは、まだごく少数ですが、その際は遺伝子に詳しいてんかん専門医に相談するのも一つの方法です。

また、妊娠・出産が患者さん自身のてんかんを悪化させるかどうかですが、通常きちんと治療を続けていれば、発作が増えるようなこともありません。

ただ、「妊娠中に薬を飲むのが不安」と、自分で勝手に薬を減らしたりやめたりしてしまうと、発作が再発するおそれがあります。一方で、治療薬が胎児に及ぼす影響については看過できないものがあります。第4章でもざっとお話ししましたが、どうすれば生まれてくる子どもへの影響を少なくできるのでしょうか？

薬の調整、葉酸の服用で影響を防ぐ

治療薬が胎児に及ぼす影響は、薬の種類や量によって異なります。とりわけ何種類もの薬を併用することで影響が強まるおそれがあることが知られています。ですから、まずはしっかり治療を続け、単剤・低用量の薬で発作の抑制をはかっておくことが重要です。

ここで胎児への「影響」といいましたが、具体的には口唇裂《こうしんれつ》、心奇形《しんきけい》、脊椎《せきつい》の形の異常などの先天異常が増えるということです。

ただ、抗てんかん薬を使っているかどうかにかかわらず、すべての赤ちゃんの１００人に４～５人はなんらかの先天異常をもっているともいわれています。

たとえば母体がバルプロ酸（商品名デパケンなど）を大量に用いていると、その確率が５～６倍、10人に３人程度になるといわれていますので影響がないとはいえませんが、量を少なくすれば危険性は大きく減ります。

また、抗てんかん薬でもラモトリギン（商品名ラミクタール）、レベチラセタム（商品名イーケプラ）、フェノバルビタール（商品名フェノバール）など、赤ちゃんへの影響が少ない薬があります。妊娠可能な年齢の女性であれば、あらかじめ薬を切り替えておきましょう。薬の胎児への影響は妊娠初期の期間に起こりますので、通常妊娠がわかったとき（妊娠４～５週目）には、時すでに遅しということになるからです。

さらに、抗てんかん薬を服用している女性は、妊娠を予定している場合、あらかじめ葉《よう》酸《さん》０・４㎎を毎日服用しておくことがすすめられています。葉酸の服用は赤ちゃんの神経《しんけい》管《かん》閉《へい》鎖《さ》不《ふ》全《ぜん》という妊娠初期に起こる先天異常を起こしにくくすることが知られているからです。しかし過ぎたるは及ばざるが如しで、過量服用（一日１㎎以上）はかえって害になる可能性がありますのでご注意ください。

妊娠がわかったら、産婦人科医と主治医の両方に相談するようにしましょう。

さまざまな配慮をしても、赤ちゃんになんらかの異常がみられることはあるかもしれません。けれど、たとえなにかあったとしても出生後に治療することで問題なく過ごせる赤ちゃんも多いので、くよくよ悩むことはありません。

出産については、てんかんがあるからといって特別なことはなく、てんかんだけが理由で帝王切開が必要になることはありませんし、お母さんが服薬していても母乳をあげることは可能です。実際、子どもの発達をくらべてみると、お母さんが抗てんかん薬を服用している場合でも、母乳で育てたほうがミルクで育てた子どもより知能指数がよかったという研究もあります。

新生児の世話は夜昼なく続き、お母さんは寝不足になりがちです。寝不足がたたってお母さんの発作が増えてしまっては困ります。自分ひとりでがんばりすぎず、赤ちゃんのお父さんをはじめ、周囲に助けを求めることも大切です。

なお、父親となる男性が抗てんかん薬を服用していても、胎児に影響する心配はありません。安心して治療を続けてください。

てんかんへの支援制度

てんかんは病気であるとともに、障害としての側面もあります。医療・福祉の両面からさまざまな支援制度が用意されていますので、利用できるものは積極的に利用し、日々の負担を減らしていきましょう。

公的な支援制度をうまく活用する

てんかんは治療期間が長い病気です。通院や服薬が続くかぎり、医療費もかかります。手術をすることになれば、一時的に多額の負担も生じます。健康保険が適用されるにせよ、自己負担がありますので、経済的に負担が大きいという場合もあるでしょう。まずは医療費の助成を受けられないか、検討しておきましょう。

治療していてもある程度の頻度で発作が起きるようなら、障害者手帳を取得することも考えてみてください。てんかんの診断で取得が可能なのは精神障害者保健福祉手帳です。手帳をもつことで、日常生活のさまざまな面で公的なサービスが受けられる可能性が広がります。てんかんだけでなく、なんらかの障害を合併している場合は、複数の種類の手帳の取得も可能です。

日本てんかん協会などでも相談可能

なかなか発作が抑制できず困っている場合、一人で悩んでいてもなにもよいことはありません。医療機関だけでなく、あらゆる支援策を求めていきましょう。

相談先の一つとして、公益社団法人日本てんかん協会（通称：波《なみ》の会《かい》）があります。てんかんをもつ人やその家族を中心に活動している団体で、各地に支部があり、交流会や勉強会なども実施しています。状況はそれぞれの患者さんによってさまざまですが、相談したり、交流会、勉強会に参加したりすることで、自分の暮らしに活用できるヒントを得られる可能性もあります。

てんかん治療、これからどうなる？

最後になりましたが、希望と期待を込めて、これからのてんかん治療についても触れておきましょう。

てんかん治療薬の今後

遺伝子の解析から、過剰な電気発射が起こる機能不全のありかを患者さんごとに特定できるようになれば、そこに選択的に働きかける抗てんかん薬を選ぶことで、より効果的に、副作用も少なく発作を抑えることができるようになるでしょう。

また、てんかんが発症するメカニズムについては、これまではほとんどわかっていませんでした。しかしこれからは、遺伝子や免疫反応、あるいは感染、炎症、変性など多方面の切り口で、てんかんがなぜ発病するのか、おそらく年齢ごとにさまざまと思われますが、明らかになってゆくものと考えられます。さらにその結果、てんかんの発病を防ぐ薬や、てんかんそのものを治す薬が登場してくるかもしれません。

てんかんの外科治療の今後

外科治療については、現在、脳に電極を入れておき、異常な脳波をキャッチしたら、その瞬間にカウンターパンチのように電気刺激を与え、発作を止めようという試みもあります。現在のところ決定打とはいえないようですが、取り組みは続いています。

また、ひと昔前には手術不能と考えられていた脳のさまざまな部位で、安全に後遺症も出さずにてんかんの原因となる病変の切除手術ができるようになってきました。

手術時期についても、生後2～3ヵ月の乳児でも手術が可能となっています。これからは、手術などの治療で治るてんかんの、早期診断、早期治療が叫ばれる時代に入っていくでしょう。

てんかんの医療連携体制の今後

てんかんの適切な早期診断と早期治療を実現するには、発作が止まらない患者さんが適切な専門医療にすみやかにアクセスできるよう、地域医療の連携を充実することが不可欠です。

現在、日本では、がん、脳卒中、認知症などさまざまな病気については、全国どの地域でも同じように適切な医療が受けられるよう、地域医療の連携体制が整えられつつあります。てんかんもたいへん患者数の多い病気ですので、これらの病気と同じように、今後、地域の医療連携システムが充実してゆくことが期待されます。

また発作が止まっている患者さんであっても、発達や学習、就労や自動車運転および妊娠出産などさまざまな日常生活上の問題を抱えています。医療連携が整備されることで、てんかんをもつ人が求めているケアについての知識が広がり、よりきめこまかいサポートが充実し、誰もが社会の中でより安心して活躍できるようになることを期待しましょう。

そして、期待を込めて医学と医療の進歩を見守りつつ、今できるかぎりの治療を続けていきましょう。

主な医療費助成制度

	対象者	助成の内容	申請方法
自立支援医療制度（精神通院医療）	てんかんと診断され、通院治療を受けている人	外来医療費の自己負担が1割に減額され上限額（所得により異なる）が設定される	主治医が記載した診断書を市区町村の窓口に提出
高額療養費制度	健康保険加入者	1ヵ月分の自己負担額のうち、一定額を超えた分が払い戻される	加入する健康保険組合に申請
乳幼児医療費助成制度	乳幼児（対象年齢、入院・通院の別は市区町村で異なる）	自己負担分の全額または一部を公費で負担	市区町村の窓口に申請
重度心身障害者医療費助成制度	療育手帳、身体障害者手帳をもっている人	自己負担分の全額または一部を公費で負担	市区町村の窓口に申請
小児慢性特定疾患治療研究事業	18歳未満の対象疾患（ウエスト症候群、レノックス症候群など）	自己負担分の全額または一部を公費で負担	都道府県、保健所などの担当窓口に申請
難病医療費助成制度	指定難病（海馬硬化を伴う内側側頭葉てんかん、レノックス症候群など）	外来・入院医療費の自己負担が3割の場合2割に減額され上限額（所得により異なる）が設定される	都道府県の窓口に申請

手帳制度

	対象者	サービスの内容	申請方法
精神障害者保健福祉手帳	てんかん（発作が抑制されていない人）、統合失調症、躁うつ病、うつ病　ほか	税の控除や減免／NHK受診料の減免／自治体独自のサービス／自立支援医療申請の簡略化　など	必要な書類をそろえて市区町村の窓口へ
療育手帳	知的障害があると認定された人	税の控除や減免／各種手当の支給／公共交通機関の割引／自治体独自のサービス　など	
身体障害者手帳	身体障害があると認定された人		

公益社団法人　日本てんかん協会

- **相談専用電話　03 − 3232 − 3811**
  （月・水・金の平日のみ　13時15分〜17時）
- URL：http://www.jea-net.jp/

おわりに

てんかんは、小児から高齢者までだれにでも起こりうるありふれた病気で、てんかんをもつ人は100人~200人に1人くらいいます。

脳の神経細胞は、元来さまざまな状況下に異常な電気発射を起こす性質がありますが、てんかんはこの神経細胞の異常な電気発射が自発的にくり返し起こる病気です。原因はさまざまで、自然に治ってしまう場合や手術で完治する場合もありますが、多くは長期の抗てんかん薬の服用が必要です。

年齢に応じたさまざまなケアが必要で、子どもでは、発作を止めることはもちろんですが、発達を注意深く見守ることが大切です。治療を開始するときには、どのようなてんかんか（てんかん症候群）を診断し、発作と発達が先々どのようになるか見通しを立てる必要があります。また手術で治るてんかんを見逃さないことも重要です。

成人では、てんかんをもちながら社会で活躍している方はたくさんいらっしゃいますが、その場合数年に一度の発作でも、仕事や自動車運転に大きな障害となります。薬の副作用なく発作を完全に止めるには、相談しやすく信頼できる主治医をもつことが大切でしょう。

女性の場合は妊娠、出産に関するケアも重要です。さらに高齢者は、加齢や脳梗塞《のうこうそく》の合併によりじつはてんかんになりやすく、またてんかんの症状が認知症と間違えられることもあります。

本書には、このように多様な面のあるてんかんについて、私がこれまで勤務しておりました国立精神・神経医療研究センター病院などで、日頃、診察室で患者さんとご家族にご説明してきたことが書かれています。

てんかんという病気についての正確な情報は、先進国である日本でも、意外に一般の方には伝えられていない傾向があるようです。これは、私がこれまでかかわったいくつかの厚生労働省の研究班の調査で感じたことでもあります。

本書が、てんかんに立ち向かうみなさまにとって、その勇気の一助となることを願っています。

2016年7月

てんかん病院ベーテル　院長　大槻泰介

■参考文献
『てんかん専門医ガイドブック』日本てんかん学会編（診断と治療社）
『てんかん診療のクリニカルクエスチョン194』松浦雅人／原恵子編（診断と治療社）
『てんかん治療ガイドライン2010』日本神経学会監修／
「てんかん治療ガイドライン」作成委員会編（医学書院）
『てんかん発作こうすればだいじょうぶ　発作と介助　改訂版』
川崎淳著／公益社団法人日本てんかん協会編（クリエイツかもがわ）
『「てんかん」のことがよくわかる本』中里信和監修（講談社）
「てんかん相談Q&A」平成20年度独立行政法人福祉医療機構障害者基金助成事業
（公益社団法人日本てんかん協会）

■著者
大槻 泰介（おおつき・たいすけ）
てんかん病院ベーテル院長
1979年東北大学医学部卒。医学博士。国立精神・神経医療研究センターてんかんセンター長を経て、2016年1月よりてんかん病院ベーテル院長。前全国てんかんセンター協議会代表。日本てんかん学会理事、2014年度 厚生労働科学研究班「てんかんに対する総合的な医療の供給体制設備に関する研究」代表。
主な著書：『難治性てんかんの外科治療』診断と治療社（2007年）、
『希少難治てんかん診療マニュアル』診断と治療社（2013年）

てんかんが怖くなくなる本

平成28年8月25日　第1刷発行
令和元年9月10日　第2刷発行

著　　者　大槻泰介
発 行 者　東島俊一
発 行 所　株式会社 法研
〒104-8104　東京都中央区銀座1-10-1
販売 03(3562)7671／編集 03(3562)7674
http://www.sociohealth.co.jp
印刷・製本　研友社印刷株式会社

0102

ISBN 978-4-86513-272-4 C0077　定価はカバーに表示してあります。